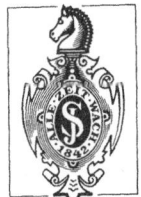

J. Köbberling   K. Richter
H.-J. Trampisch   J. Windeler

Methodologie der medizinischen Diagnostik

Entwicklung, Beurteilung und Anwendung
von Diagnoseverfahren in der Medizin

Mit einem Geleitwort von Rudolf Gross

Springer-Verlag
Berlin Heidelberg New York
London Paris Tokyo
Hong Kong Barcelona

Prof. Dr. med. Johannes Köbberling
Dr. med. Klaus Richter
Städtisches Ferdinand-Sauerbruch-Klinikum
Akademisches Lehrkrankenhaus der Universität Düsseldorf
Arrenberger Str. 20
W-5600 Wuppertal 1, Bundesrepublik Deutschland

Prof. Dr. rer. nat. Hans-Joachim Trampisch
Dr. med. Jürgen Windeler
Ruhr-Universität Bochum
Abteilung Medizinische Informatik und Biomathematik
Overberg-Str. 17
W-4630 Bochum 1, Bundesrepublik Deutschland

Mit 9 Abbildungen und 4 Tabellen

CIP-Titelaufnahme der Deutschen Bibliothek
Methodologie der medizinischen Diagnostik : Entwicklung,
Beurteilung und Anwendung von Diagnoseverfahren in der
Medizin / J. Köbberling ... Mit einem Geleitwort von Rudolf
Gross. – Berlin ; Heidelberg ; New York ; London ; Paris ;
Tokyo ; Hong Kong ; Barcelona : Springer, 1991
ISBN-13: 978-3-540-53276-7   e-ISBN-13: 978-3-642-76149-2
DOI: 10.1007/978-3-642-76149-2
NE: Köbberling, Johannes

Dieses Werk ist urheberrechtlich geschützt. Die dadurch begründeten Rechte, insbesondere die der Übersetzung, des Nachdrucks, des Vortrags, der Entnahme von Abbildungen und Tabellen, der Funksendung, der Mikroverfilmung oder der Vervielfältigung auf anderen Wegen und der Speicherung in Datenverarbeitungsanlagen, bleiben, auch bei nur auszugsweiser Verwertung, vorbehalten. Eine Vervielfältigung dieses Werkes oder von Teilen dieses Werkes ist auch im Einzelfall nur in den Grenzen der gesetzlichen Bestimmungen des Urheberrechtsgesetzes der Bundesrepublik Deutschland vom 9. September 1965 in der jeweils geltenden Fassung zulässig. Sie ist grundsätzlich vergütungspflichtig. Zuwiderhandlungen unterliegen den Strafbestimmungen des Urheberrechtsgesetzes.
© Springer-Verlag Berlin Heidelberg 1991

Die Wiedergabe von Gebrauchsnamen, Warenbezeichnungen usw. in diesem Werk berechtigt auch ohne besondere Kennzeichnung nicht zu der Annahme, daß solche Namen im Sinn der Warenzeichen- und Markenschutzgesetzgebung als frei zu betrachten wären und daher von jedermann benutzt werden dürften.

Produkthaftung: Für Angaben über Dosierungsanweisungen und Applikationsformen kann vom Verlag keine Gewähr übernommen werden. Derartige Angaben müssen vom jeweiligen Anwender im Einzelfall anhand anderer Literaturstellen auf ihre Richtigkeit überprüft werden.

19/3130-543210 – Gedruckt auf säurefreiem Papier

Geleitwort

Vergleicht man die einschlägige deutschsprachige und angloamerikanische Literatur über methodische Probleme in der Medizin, so fällt sofort das Mißverhältnis auf: Einer Fülle angloamerikanischer Arbeiten zur Methodik und Bewertung von Daten stehen auffallend wenige deutschsprachige gegenüber. Eine Lücke schließt das von Köbberling, Richter, Trampisch und Windeler vorgelegte Buch. Es ist nicht den einzelnen, von Fach zu Fach, von Spezialgebiet zu Spezialgebiet wechselnden Methoden als solchen gewidmet, vielmehr ihrem logischen Aufbau, ihren Möglichkeiten und Grenzen.

Zu jeder Diagnose gehört nach Ansicht der Verfasser die Angabe ihrer Wahrscheinlichkeit. Wenn eine Methode nicht ausreicht, sind sequentiell weitere anzuschließen. Dabei dienen die bereits vorliegenden Befunde („a posteriori") zugleich als Vorgabe („a priori") für die anzuschließenden Untersuchungen.

Der Benutzer findet Definitionen oft gebrauchter oder übernommener Begriffe wie Sensitivität, Spezifität, Vorhersagewert („predictive value"), „receiver operating characteristic" (ROC), Genauigkeit, Richtigkeit, Präzision, Reproduzierbarkeit, Randomisation – durchweg Ausdrücke, die häufig vertauscht oder verwechselt werden.

Der größere Teil des kleinen, aber von Kennern geschriebenen Buches gilt einer Übertragung der in der Therapieforschung jedem Kliniker geläufigen Phase-1- bis Phase-4-Studien auf die Diagnostik. Man bemerkt mit einem gewissen Erstaunen, daß die 4 Stufen in analoger Form auf die Diagnostik angewendet werden können (und sollten?). Eine gewisse Diskrepanz ergibt sich lediglich in der Phase 4: In der Therapie gilt es, nach Durchführung einer begrenzten Zahl randomisierter Vergleiche zwischen einer neuen und einer Standardbehandlung oder einem Placebo künftige unerwünschte Erscheinungen zu erfassen, die in der sog. Phase-3-Studie infolge der relativ geringen Zahl der Probanden nicht entdeckt wurden. In der Diagnostikforschung bedeutet für Köbberling et al. die Phase 4 den Übergang von der Leistungsfähigkeit einzelner diagnostischer Methoden auf den Nutzen daraus abgeleiteter Prävention und Therapie. Als Beispiele sind entsprechend der Herkunft der Verfasser anschauliche Argumente v. a. aus der Diabetologie oder den Erkrankungen der Schilddrüse gewählt worden.

Besonders verdienstvoll ist, daß überall klar unterschieden wird zwischen dem, was man bestimmen und berechnen kann wie Sensitivität und Spezifität sowie Vorhersagewert und dem, was man für eine bestimmte Population (etwa im Rahmen einer Praxis, eines Krankenhauses usw.) ermitteln oder schätzen muß, d. h. die Prävalenz. Methodenspezialisten wie klinische Chemiker und Anwender (z. B. am Krankenbett tätige Ärzte) werden sich in vielem bestätigt finden, was sie – mehr oder weniger bewußt – ohnehin schon praktizierten, anderes neu formuliert und systematisiert entdecken, was sie täglich brauchen. Darin liegt der große Wert dieses scheinbar kleinen Buches.

Köln, Winter 1990/91   Prof. Dr. med. Dr. h.c. Rudolf Gross
                  em. Direktor der Medizinischen Klinik

Vorwort

Ziel des vorliegenden Buches ist es, die Grundlagen der Anwendung, Prüfung und Bewertung diagnostischer Maßnahmen in der Medizin zu vermitteln. Die diagnostische Maßnahme wird dabei als Instrument zur Entscheidungsunterstützung verstanden, nicht als Meßmethode, um eine Erkrankung möglichst genau festzustellen.

Das Buch wendet sich an Mediziner, und zwar sowohl an diejenigen, die sich mit der Erforschung und Evaluierung diagnostischer Maßnahmen befassen, wie auch an diejenigen, die diagnostische Tests sinnvoll bei der Versorgung ihrer Patienten anwenden wollen. Der Schwerpunkt liegt dabei auf der klinischen Evaluierung. Die Methodik der „vorklinischen" Phase ist durch das Verdienst von Labormedizinern sehr gut entwickelt, und Details sind in zahlreichen Publikationen nachzulesen. Auch für Laborärzte dürfte jedoch die Erörterung der über diese Phase hinausgehenden Evaluierung diagnostischer Tests wertvoll sein.

Die Darstellung konzentriert sich auf Planungsaspekte für Studien zur Evaluierung diagnostischer Tests. Es werden keine statistischen Verfahren vorgestellt oder diskutiert. Formeln wurden auf das für das Verständnis notwendige Maß beschränkt.

Die Gliederung orientiert sich an dem zeitlichen Ablauf des Evaluierungsprozesses. Dem Buch liegt im wesentlichen die Idee zugrunde, daß es für diagnostische Tests ebenso wie schon für therapeutische Methoden ein Prüfungs- und Bewertungssystem geben sollte. Der Ablauf besteht aus 4 aufeinanderfolgenden Phasen, in denen mit zunehmender klinischer Relevanz Untersuchungen zur Aussagekraft und Brauchbarkeit eines diagnostischen Tests durchgeführt werden sollen. Die Fragestellungen erstrecken sich von technischen Voruntersuchungen (Phase 1) über klinische Vorstudien zur Einsatzmöglichkeit (Phase 2) und eigentliche „diagnostische Studien" (Phase 3) bis zur Frage nach der Effektivität des Einsatzes von diagnostischen Tests für das Wohl des Patienten (Phase 4). Die Erörterung von Studienzielen und -anforderungen dieser Phasen bilden den Kern des Buches (Kap. 6 - 9). Die Darstellung lehnt sich hier eng an ein 1989 veröffentlichtes „Memorandum" an, das von einer Arbeitsgruppe innerhalb der Deutschen Gesellschaft für Medizinische Dokumentation, Informatik und Statistik (GMDS) erstellt worden ist.

Diesen Ausführungen vorangestellt sind Abschnitte über die Grundlagen der Wahrscheinlichkeitstheorie und über die Definitionen der grundlegenden Begriffe zur Beschreibung diagnostischer Tests. Die Kenntnis dieser Grundlagen ist eine notwendige Voraussetzung für das Verständnis der folgenden Darstellungen. Beide Kapitel sind in sich abgeschlossen, können also getrennt gelesen und von Kennern überschlagen werden. Die Darstellung der Phasen wird eingerahmt von einer Diskussion der Hypothesenentstehung (Kap. 4) und einer Erörterung wichtiger Verzerrungsmöglichkeiten und ihrer Vermeidung (Kap. 10). In Kap. 11 wird dann die Problematik diagnostischer Verfahren von der Prüfungs- auf die Anwendungssituation weiterentwickelt. Überlegungen zur kritischen Verwendung diagnostischer Tests werden hier dargestellt. Vielfach wird dem klinisch tätigen Arzt die Situation begegnen, daß er sich über den Wert eines diagnostischen Verfahrens anhand von Publikationen ein Bild machen will. Zur Erleichterung solcher Arbeit wird in Kap. 12 eine „Checkliste" vorgelegt.

Bei der gesamten Darstellung wurde das Gewicht auf die Vermittlung der grundlegenden Prinzipien gelegt. Dahinter mußten Diskussionen von Spezialfragen zurücktreten. Diese sind z. T. in entsprechender Literatur nachzulesen, z. T. sind sie noch in einem intensiven Diskussionsprozeß oder bedürfen der Vertiefung.

Die hier dargelegten Vorstellungen werden möglicherweise Kritik hervorrufen, teilweise sogar auf Unverständnis stoßen. So mag entweder der Sinn einer methodisch sauberen Evaluierung grundsätzlich in Frage gestellt werden, oder es mögen Zweifel an der Praktikabilität des Vorgehens auftauchen. Der Leser sollte sich jedoch kritisch fragen, welcher andere Weg zu einer rationalen Prüfung diagnostischer Verfahren beschritten werden kann oder auf welche Basis sich seine Entscheidungen zum Einsatz von Diagnoseverfahren tatsächlich gründen. Daß eine an sinnvollen methodischen Kriterien orientierte sorgfältige Evaluierung von Methoden und Prozessen in der Medizin dringend notwendig ist, zeigen ein Blick in die medizinische Fachliteratur und tägliche praktische Erfahrungen. Dabei zielt diese Evaluierung auf die Verbesserung der Patientenversorgung und orientiert sich keineswegs primär an einer finanziellen Kosten-Nutzen-Abschätzung.

Bochum/Wuppertal, Winter 1990/91 J. Köbberling
K. Richter
H.-J. Trampisch
J. Windeler

Inhaltsverzeichnis

1   **Einleitung** 1

1.1 Krankheit 1
1.2 Diagnose 2
1.3 Diagnostik 3
1.4 Test 3
1.5 Diagnostik als iterativer Prozeß 4
1.6 Diagnose als „temporäre Handlungsanweisung" 4

2   **Grundlagen der Wahrscheinlichkeitstheorie** 6

2.1 Wahrscheinlichkeiten in der Medizin 6
2.2 Wahrscheinlichkeiten als Anteile in Gruppen 6
2.3 Andere Wahrscheinlichkeitsbegriffe 8
2.4 Wahrscheinlichkeit für gleichwahrscheinliche Ereignisse 8
2.5 Wahrscheinlichkeiten, Anteile, relative Häufigkeiten,
     Raten 9
2.6 Das Summationsprinzip für Wahrscheinlichkeiten 9
2.7 Gemeinsame Wahrscheinlichkeiten 10
2.8 Bedingte Wahrscheinlichkeiten 11
2.9 Unabhängige Ereignisse 12
2.10 Die Summationsregel für gemeinsame
     Wahrscheinlichkeiten 13
2.11 Wahrscheinlichkeitsbäume 14

3   **Grundlegende Definitionen** 16

3.1 Der Begriff „diagnostischer Test" 16
3.2 Sensitivität, Spezifität 17
3.3 A-priori- und A-posteriori-Wahrscheinlichkeiten 19
3.4 Der quantitative Test (ROC-Analyse) 22
3.5 Weitere Maße zur Beschreibung der Validität
     diagnostischer Tests 26

4 Entstehung von Hypothesen für diagnostische Tests 28

4.1 Hypothesenbildung aufgrund persönlicher Erfahrung 28
4.2 Assoziationen aus Krankenakten 29
4.3 Zufallsbefunde bei Studien mit anderer Zielsetzung 30
4.4 Pathophysiologische Überlegungen 31
4.5 Entwicklung neuer Methoden 31
4.6 Tradition 32

5 Allgemeine Aspekte zur Prüfung diagnostischer Tests 34

5.1 Einteilung in Phasen 34
5.2 Prüfplan 36

6 Vorklinische Evaluierung (Phase 1) 39

6.1 Einleitung 39
6.2 Statistische Maßzahlen zur Beschreibung einer Meßreihe 40
6.3 Genauigkeit, Richtigkeit und Präzision 41
6.4 Bedingungen für Präzisionsangaben 42
6.5 Statistische Methoden 43
6.6 Evaluation von Geräten 44

7 Anwendung des diagnostischen Tests an ausgewählten Probanden (Phase 2) 46

7.1 Prüfplan 46
7.2 Patientenauswahl 47
7.3 Ziel und Interpretation 48

8 Die kontrollierte diagnostische Studie (Phase 3) 50

8.1 Grundsätzliche Probleme 50
8.2 Begründung der Prüfung 51
8.3 Beschreibung des zu prüfenden Tests 51
8.4 Prüfdesign 52
8.5 Einschluß der Patienten und Methodik der Auswahl 54
8.6 Patientenzahl 54
8.7 Einverständnis 55
8.8 Randomisierungsverfahren 56

8.9 Standardisierung der Meßverfahren 56
8.10 Ermittlung und Dokumentation von Komplikationen 57
8.11 Beschreibung des Prüfungsablaufs 57
8.12 Abbruchkriterien 57
8.13 Verschiedenes 58
8.14 Darstellung und Publikation 58

9 Wirksamkeitsprüfung diagnostischer Tests (Phase 4) 59

9.1 Therapeutischer Nutzen eines Tests 59
9.2 Zielsetzung von Wirksamkeitsprüfungen 59
9.3 Grundforderungen für Vergleichbarkeit 60
9.4 Versuchseinheit 61
9.5 Benötigter Stichprobenumfang 62

**10 Verzerrungsmöglichkeiten (Bias)
bei der Evaluierung diagnostischer Tests** 63

10.1 Übertragungsbias 63
10.2 Verifikations-(Work-up-)Bias 64
10.3 Informationsbias 66
10.4 Einbeziehungsbias 67

11 Anwendung diagnostischer Tests 68

11.1 Abschätzung der A-priori-Wahrscheinlichkeit 68
11.2 Grundsätzliche Überlegungen zur Testanforderung 70
11.3 Die Wahl geeigneter Testverfahren 73
11.4 Simultane oder sequentielle Anwendung mehrerer
     Testverfahren 74
11.5 Zum Problem der Unabhängigkeit von Testverfahren ... 75

12 Kritische Beurteilung publizierter diagnostischer Tests 77

Literatur 81

1 Einleitung

Diagnostik ist der Prozeß der Erkenntnisgewinnung, der schließlich zur individuellen Diagnose führt. Diese Diagnosefindung geschieht in der Hand des erfahrenen Arztes überwiegend intuitiv, vollzieht sich aber trotzdem nach eindeutigen erkenntnistheoretischen Regeln, die sich analysieren und formalisieren lassen. Das Bewußtmachen dieser Regeln kann und soll die Intuition nicht ersetzen, es hilft aber – zumindest dem in der Ausbildung befindlichen Arzt – bei der Schulung der Denkweise. Bei der Analyse spezieller diagnostischer Verfahren ist die Kenntnis dieser Regeln zur Beurteilung unumgänglich.

Das Ziel einer nach einem diagnostischen Prozeß individuell gestellten Diagnose ist eine möglichst weitgehende Annäherung an eine bestehende „Diagnose" bzw. Krankheitseinheit. Der Begriff Diagnose wird also häufig im doppelten Sinne verwandt:

1. als Aussage für Individuen einer Gruppe; in dieser Form ist der Begriff, wie unten ausgeführt wird, in der Regel probabilistisch und hat häufig nur temporären Charakter;
2. als abstrakter Begriff zur modellhaften Beschreibung einer Krankheit.

Diagnose im Sinne eines Krankheitsmodells ist also das Muster, an dem sich die zu stellende individuelle Diagnose orientiert.

Um die Begriffe klar zu trennen, soll im folgenden der Begriff Diagnose nur im Sinne der individuellen Aussage verwendet werden, für die abstrakte Krankheitsbeschreibung dagegen ausschließlich der Begriff „Krankheit".

1.1 Krankheit

Die Definitionen von Krankheitseinheiten sind sehr unterschiedlich. Idealerweise stellen sie nosologische Entitäten dar, die sich untereinander nicht überlappen, also disjunkt sind. Diese Idealanforderung ist aber bekanntlich nur für wenige Krankheiten realisiert. Die Abgrenzung von Krankheiten, ihre Systematik, ist mit zunehmender Erkenntnis einem stetigen Wandel unterworfen. Ein wesentliches Kennzeichen der Einteilungskriterien für Krankheiten ist ihre begriffliche Unbestimmtheit [22].

In der modernen Medizin wird ganz allgemein eine Krankheitsdefinition nach pathogenetischen, also kausalen Gesichtspunkten angestrebt. Auch dies geschieht in sehr unterschiedlicher Weise, da die Rückverfolgung der Kausalkette unterschiedlich intensiv sein kann und es häufig kaum festzustellen ist, was als die

„primäre" Ursache zu bezeichnen wäre. Sehr häufig werden Krankheiten deshalb nicht nach der Ursache, sondern nach Funktionsstörungen definiert. Andere Krankheiten wiederum lassen sich nur nach ihrer Erscheinung definieren. Ein pathogenetisch mehrdeutiger Symptomenkomplex wird von Klinikern auch als Syndrom bezeichnet. Es stellt somit seinerseits eine Krankheitseinheit dar.

Die Vielfältigkeit der Definitionen kommt auch in den Bezeichnungsweisen zum Ausdruck. Die Bezeichnung von Krankheiten geschieht mit Autorennamen (sog. Eponyme), übernommenen Bezeichnungen aus der Volkssprache, Beschreibungen der Ursache bzw. Annahmen über die Ursache, Leitsymptomen, anatomischen Lokalisationen, pathologisch-anatomischen Hauptbefunden oder, besonders in neuerer Zeit, mit griffigen Kunstworten oder mehr oder weniger zufälligen Abkürzungen.

Eine solche Vielfalt der Definitionskriterien für Krankheiten ist nicht nur historisch bedingt. Auch in neueren Ansätzen für eine Nosologie lassen sich diese Unterschiede der Kriterien nicht vermeiden. Die Definition von Krankheiten unterliegt also einer *Übereinkunft* und nicht irgendwelchen vorgegebenen Strukturen.

Trotz der begrifflichen Unschärfe lassen sich Krankheiten in der Regel auf der Basis des jeweiligen Kenntnisstandes recht eindeutig beschreiben. Die Beschreibungen schließen dabei auch die möglichen Unsicherheiten bezüglich der Ätiologie und der Variabilität der Phänotypen, die Ungewißheit der Prognose und die häufig widersprüchlichen Vorstellungen zur Therapie ein. Die verschiedenen Unsicherheiten in der Krankheitsbeschreibung machen verständlich, daß eine individuell gestellte Diagnose meistens nicht mit absoluter Sicherheit, sondern nur mit einer gewissen Wahrscheinlichkeit mit einer vorgegebenen Krankheitseinheit übereinstimmt.

1.2 Diagnose

Im Gegensatz zum allgemeinen Modell der Krankheit wird eine Diagnose individuell gestellt. Sie kann begrifflich mit einer Krankheitseinheit gleich lauten. Bei einer mit hoher Sicherheit gestellten Diagnose werden die Aussagen „es wurde die Diagnose XY gestellt" und „es liegt die Krankheit XY vor" gleichbedeutend. In diesem Fall war die Diagnose „richtig", die Krankheit XY lag tatsächlich vor. In der Regel ist eine gestellte Diagnose aber nur als bestmögliche Annäherung an eine Krankheit anzusehen. Die gestellte Diagnose stimmt dann mit einer Wahrscheinlichkeit $p < 1$ mit der bezeichneten Krankheit überein. Zu jeder Diagnose gehört daher eine Wahrscheinlichkeitsangabe. Der Wert p liegt dabei zwischen 0 (Krankheit ausgeschlossen) und 1 (Krankheit sicher). Der Wert 0,5 würde ausdrücken, daß die mit der Diagnose bezeichnete Krankheit mit gleicher Wahrscheinlichkeit vorliegt bzw. nicht vorliegt, die Diagnose also mit jeweils 50%iger Wahrscheinlichkeit richtig oder falsch ist. Ein wesentlicher Schlüssel zum Verständnis des diagnostischen Prozesses ist die Erkenntnis, daß eine Diagnose zwar den Krankheitszustand eines Patienten beschreiben soll, daß die individuell gestellte Diagnose aber nicht mit dem Vorliegen einer Krankheit gleichzusetzen ist, so daß lediglich die Wahrscheinlichkeit für das tatsächliche Vorliegen der bezeichneten Krankheit angegeben wird.

1.3 Diagnostik

Der Prozeß der Diagnostik besteht darin, die Wahrscheinlichkeit der diagnostischen Aussage zu erhöhen, im Idealfall schließlich zu einem Wert p = 1 (Krankheit bewiesen) bzw. p = 0 (Krankheit ausgeschlossen) zu gelangen. Eine einfache Form eines diagnostischen Prozesses könnte folgendermaßen aussehen: Zu Beginn lassen sich z. B. aus der Anamnese Informationen ableiten, die mit einer gewissen Sicherheit auf die infrage kommende Krankheit hinweisen. Anschließend wird ein diagnostischer Test durchgeführt, der als Instrument eine bestimmte Aussagekraft hat. Die vorhandenen Informationen werden mit dem Testergebnis in geeigneter Weise verknüpft. Das Ergebnis dieser Verknüpfung führt zu einem neuen, in der Regel höheren Grad an Sicherheit. Dieser Prozeß und seine Einzelelemente können mit Begriffen der Wahrscheinlichkeitsrechnung beschrieben werden.

Ganz allgemein besteht der diagnostische Prozeß also in der Verknüpfung von zwei (oder mehr) in Wahrscheinlichkeiten auszudrückenden Informationen zu einer neuen Wahrscheinlichkeit, der Posttest-Wahrscheinlichkeit.

Die mathematische Ableitung und die graphische Darstellung der Zusammenhänge von Prätest-Wahrscheinlichkeit, Testinformation und Posttest-Wahrscheinlichkeit sollen dem Kapitel 3 vorbehalten bleiben.

Zusammenfassend kann festgehalten werden, daß die Diagnostik darin besteht, die Wahrscheinlichkeit vorhandener Diagnosen durch einen Test bzw. durch mehrere gleichzeitig durchgeführte oder aneinandergereihte Tests zu erhöhen.

1.4 Test

Ein Test ist im Rahmen des diagnostischen Prozesses als diagnostisches Einzelelement zu betrachten. Der Begriff ist in diesem Zusammenhang nicht identisch mit dem im klinischen Alltag verwendeten Begriff Test. Der Kliniker versteht unter Test in der Regel eine Funktionsprüfung durch Messung eines physikalischen Vorgangs oder einer Serumkonzentration nach einer irgendwie gearteten Stimulation.

Ein Test als Bezeichnung für ein diagnostisches Einzelelement steht für jede Art von *Information*, die das Vorliegen einer bestimmten Krankheit wahrscheinlicher oder weniger wahrscheinlich macht. Hierzu gehören Daten eines Patienten aus der Anamnese oder Beschwerdeschilderung, sichtbare Erscheinungen, Ergebnisse klinischer oder technischer Untersuchungen und sonstige Symptome und Zeichen, die i. allg. als „Befunde" bezeichnet werden. Jedes dieser diagnostischen Einzelelemente trägt zur Information über die gesuchte Krankheit bei.

Obwohl die diagnostischen Aussagewerte der klinischen Befunde und anamnestischen Daten fast ausschließlich „intuitiv" erfaßt und verarbeitet werden, sind die entsprechenden Wahrscheinlichkeiten für einzelne diagnostische Tests doch meßbar. Auch die u. U. mit einer hohen methodischen Exaktheit gemessenen Laborwerte erlauben im Rahmen des diagnostischen Prozesses jedoch nur eine Wahrscheinlichkeitsaussage. Die Abschätzung solcher Wahrscheinlichkeiten für diagnostische Tests und der entsprechende Umgang mit der Wahrscheinlichkeit ist wesentlicher Inhalt der vorliegenden Monographie.

1.5 Diagnostik als iterativer Prozeß

Da, wie zuvor ausgeführt, die Prätestdiagnose bei der Verknüpfung gleich zu behandeln ist wie das Testergebnis, kann auch die Prätestdiagnose als diagnostisches Einzelelement bezeichnet werden. Die Posttestdiagnose kann im Rahmen der weiteren Diagnostik ihrerseits als Prätestdiagnose bzw. diagnostisches Einzelelement zur Verknüpfung mit weiteren Testergebnissen dienen. Wie unten ausgeführt, lassen sich in der Tat die Begriffe „Test" und „Diagnose" nicht immer logisch voneinander trennen, sind doch manche Krankheiten gar nicht anders definiert als über bestimmte Testergebnisse.

Damit läßt sich der Prozeß der Diagnostik im Sinne des Erkenntnisgewinns ganz allgemein ausdrücken als die Verknüpfung von diagnostischen Einzelelementen mit ihren zugehörigen Wahrscheinlichkeiten zu einem neuen diagnostischen Einzelelement mit einer neuen, meist höheren Wahrscheinlichkeit.

Die hier dargestellte Verknüpfung mehrerer Einzelelemente führt zu einem gleichen Ergebnis, wie wenn jeweils zwei Einzelelemente zu einem neuen zusammengefaßt werden, das dann mit dem nächsten und wieder mit dem nächsten usw. verknüpft würde. Jedes Ergebnis der Verknüpfung stellt das Einzelelement für die Verknüpfung mit weiteren Einzelelementen dar, bis – nach Abschluß eines solchen iterativen Prozesses und Ausschöpfung der vorgegebenen diagnostischen Möglichkeiten – der Prozeß schließlich auf einer bestimmten Stufe beendet wird.

1.6 Diagnose als „temporäre Handlungsanweisung"

Der iterative Prozeß der Diagnostik kann mehr oder weniger weit fortgesetzt werden. Mit zunehmendem Einsatz von Testverfahren nähert sich die Wahrscheinlichkeit p in der Regel immer weiter dem Wert 1 (zunehmende Sicherheit des diagnostischen Nachweises) oder dem Wert 0 (zunehmende Sicherheit des diagnostischen Ausschlusses einer Krankheit). Abgesehen von der Tatsache, daß die Zahl der zur Verfügung stehenden diagnostischen Einzelinformationen begrenzt ist, wird in der Regel der diagnostische Prozeß zu einem bestimmten Zeitpunkt unterbrochen. Dies geschieht dann, wenn die erreichte Wahrscheinlichkeit für eine Entscheidung ausreicht. Die Entscheidung besteht nicht in der Festlegung, ob die Krankheit nun tatsächlich vorliegt oder nicht vorliegt. In der Praxis ist vielmehr von Bedeutung, ob das Maß der Wahrscheinlichkeiten für therapeutische Entscheidungen ausreicht.

Die Anforderungen an die zu erzielende Wahrscheinlichkeit variieren je nach klinischer Situation erheblich. Wichtig ist dabei im Einzelfall, daß eine hinreichende Basis für eine „temporäre Handlungsanweisung" vorliegt, also z. B. für den Einsatz oder den Nichteinsatz einer therapeutischen Maßnahme. Da die Informationen aus dem weiteren Verlauf oder aus dem Ansprechen auf eine Therapie ihrerseits wieder diagnostische Einzelelemente darstellen, ist mit der Diagnose im Sinne der Handlungsanweisung der diagnostische Prozeß nicht beendet. Jede weitere Information erhöht oder vermindert die Wahrscheinlichkeit, verändert damit die gestellte Diagnose (soweit die Wahrscheinlichkeitsaussage als Teil der Diagnose aufgefaßt wird).

Auf den Einsatz der diagnostischen Maßnahmen mit dem Ziel, zu einer Diagnose im Sinne der „temporären Handlungsanweisung" zu gelangen, wird in Kap. 11 dieser Monographie erneut eingegangen. Der richtige Einsatz diagnostischer Maßnahmen und das Erkennen, an welcher Stelle des diagnostischen Prozesses eine gestellte Diagnose als „temporäre Handlungsanweisung" dienen kann, ist ein wesentlicher Bestandteil der ärztlichen Kunst.

2 Grundlagen der Wahrscheinlichkeitstheorie

2.1 Wahrscheinlichkeiten in der Medizin

In diesem Abschnitt wird die wichtigste Grundlage für die klinische Entscheidungsfindung diskutiert: die Wahrscheinlichkeit.

Diejenigen, die mit dem Konzept des Begriffs „Wahrscheinlichkeit" vertraut sind, können diesen Abschnitt überspringen. Den anderen wird dringend empfohlen, diesen Abschnitt sorgfältig zu studieren.

Das folgende Beispiel, das dem Buch Clinical Decision Analysis von Weinstein u. Fineberg [67] entnommen ist, zeigt deutlich die Basis für die Verwendung von Wahrscheinlichkeiten in der Medizin.

Vor Entdeckung der Impfung mit Kuhpocken war bekannt, daß Immunität gegen Pocken durch eine Lebendimpfung erreicht werden kann. Diese Impfung ist jedoch mit dem Risiko eines tödlichen Ausgangs verbunden. Als im Jahre 1721 in Boston eine Pockenepidemie ausbrach, impfte der Arzt Zabdiel Boylston einige Hundert Einwohner. Mather u. Boylston berichten (zit. nach 58a).

„Von etwa 10000 Personen bekamen 5759 Pocken auf natürlichem Weg. Von diesen starben 885, oder einer von sieben. 286 bekamen Pocken durch die Impfung. Von diesen starben 6, oder einer von siebenundvierzig."

Benjamin Franklin wurde zu einem Advokaten der Impfung. Nachdem er die obigen Ergebnisse präsentiert hatte, sagte er:

„Im Jahre 1736 verlor ich einen meiner Söhne, einen guten Jungen mit vier Jahren, durch eine natürliche Pockenerkrankung. Ich habe es schwer bereut, ihn nicht impfen zu lassen. Dies füge ich an für die Eltern, welche die Impfung unterlassen, mit der Begründung, daß sie es sich niemals verzeihen würden, wenn ein Kind darunter stürbe. Mein Beispiel zeigt, daß die Trauer im anderen Fall dieselbe sein kann. Daher sollte die sicherere Vorgehensweise gewählt werden."

Franklin unterstützt hier die Strategie, die insgesamt die niedrigere Anzahl an Todesfällen in einer Gruppe erwarten läßt. Er bezieht hierbei die Sterbewahrscheinlichkeit für einen individuellen Patienten aus den beobachteten Häufigkeiten bei anderen Patienten.

2.2 Wahrscheinlichkeiten als Anteile in Gruppen

Die Wahrscheinlichkeit für ein Ereignis läßt sich verbinden mit der relativen Häufigkeit, mit der dieses Ereignis in einer Gruppe eintritt: 6 von 286 Bostonern – d. h. ein Anteil 6/286 oder 0,021 –, die durch die Impfung Pocken bekamen, starben. Dieser Anteil kann als Schätzung für das Risiko (die Wahrscheinlichkeit) einer (zu impfenden) Person verwendet werden, nach einer Impfung an Pocken zu sterben. Entsprechend ist das Verhältnis 885/5759 oder 0,154 eine Schätzung für die Wahrscheinlichkeit eines Individuums, als Folge einer natürlichen Pockeninfektion zu sterben.

Hier taucht die Frage nach der Sinnhaftigkeit einer Wahrscheinlichkeit bei einem individuellen Patienten auf. Diese Frage betrifft 2 Punkte: Zum einen die Anwendung einer Wahrscheinlichkeit, die zunächst nur die Anteile in einer Gruppe angibt, auf ein einzelnes Individuum. Dies wird besonders deutlich bei der Feststellung, daß ein Patient eine bestimmte Erkrankung mit einer Wahrscheinlichkeit von 0,90 hat. Diese Aussage erlaubt offensichtlich zunächst überhaupt keine sinnvolle Interpretation: Entweder der Patient ist an der Krankheit X erkrankt oder nicht. Die Aussage, „der Patient ist an der Krankheit X erkrankt" ist eindeutig wahr oder falsch, eine Wahrscheinlichkeit ist nicht beteiligt [oder höchstens in dem Sinn, daß sie entweder 0 (Aussage ist falsch) oder 1 (Aussage ist richtig) sein kann]. Zum anderen kann an der Übertragbarkeit der Ergebnisse einer Gruppe auf einen individuellen Patienten gezweifelt werden: Jeder Patient ist ein Einzelfall.

Es ist äußerst wichtig zu unterscheiden zwischen der Wahrheit über einen Patienten und dem Kenntnisstand zu einem Zeitpunkt, an dem Entscheidungen getroffen werden müssen. Nach der Ziehung der Lottozahlen können die „Gewinnzahlen" mit Sicherheit benannt werden. Zum Zeitpunkt des Ausfüllens des Lottoscheins hilft dieser spätere Kenntnisstand wenig. Vor der Ziehung kann jedoch für jede Kombination eine Wahrscheinlichkeit berechnet werden, daß gerade diese Kombination als „Gewinnzahlen" gezogen wird. Es ist zwar richtig, daß zu Beginn der Ziehung die Zahlen noch gezogen werden müssen und daß ein Patient bereits krank ist (oder nicht), wenn er die Klinik betritt. Aus Sicht der Entscheidungsfindung sind beide Situationen jedoch vollkommen äquivalent. Wichtig ist der Kenntnisstand zum Zeitpunkt, an dem eine Entscheidung getroffen werden muß. Daher ist es sinnvoll, die Entscheidung bei dem einzelnen Patienten aufzubauen auf dem Anteil Erkrankter in einer Gruppe sich ähnlich darstellender Patienten und in diesem Sinne von der Wahrscheinlichkeit eines Patienten, die entsprechende Erkrankung zu haben, zu sprechen.

Zur Übertragung der Ergebnisse auf einen individuellen Patienten ist noch anzumerken: Natürlich ist jedes Individuum einzigartig. Jedoch sind Beobachtungen an Patienten, die in der Vergangenheit gemacht wurden, nützlich für die Behandlung von zukünftigen Patienten. Medizinisches Handeln basiert auf der Transformation von Informationen aus vergangenen Fällen auf gegenwärtige bzw. zukünftige Fälle. Jede Wissenschaft, die versucht, Ereignisse in der Zukunft vorherzusagen, basiert auf Theorien, die aus der Vergangenheit entwickelt wurden. Der Schlüssel für einen Erfolg liegt in der Identifizierung der Gemeinsamkeiten vergangener und gegenwärtiger Fälle.

2.3 Andere Wahrscheinlichkeitsbegriffe

Der Begriff der Wahrscheinlichkeit für ein Ereignis wurde verknüpft mit der relativen Häufigkeit, mit der das Ereignis in einer Gruppe (Population) eintritt. Dieser „frequentistische" Wahrscheinlichkeitsbegriff reicht für alle Anwendungen in der Medizin aus und ermöglicht gleichzeitig eine eindeutige Interpretation: Die Wahrscheinlichkeit für ein Ereignis ist der relative Anteil von Personen einer Gruppe, für die das Ereignis zutrifft. Daneben gibt es noch den Begriff der „subjektiven" Wahrscheinlichkeit, der ein Maß für die Sicherheit des Glaubens darstellt. Diese Wahrscheinlichkeit hat keine frequentistische Interpretation. Subjektive Wahrscheinlichkeiten sind zudem von der jeweiligen betrachtenden Person abhängig. Bei Aussagen wie etwa „die Wahrscheinlichkeit, daß morgen die Sonne aufgeht, ist größer als 99% ", ist die Gruppe, für die in mehr als 99% ihrer Mitglieder die Aussage zutrifft, schwer vorstellbar. Für eine objektive Bewertung von diagnostischen Maßnahmen sind subjektive Wahrscheinkeiten nicht brauchbar.

2.4 Wahrscheinlichkeit für gleichwahrscheinliche Ereignisse

Es ist hilfreich, bei Wahrscheinlichkeiten für gleichartige Ereignisse, etwa dem Münzwurf oder dem Würfeln, zu beginnen. Falls n (sich ausschließende, disjunkte) Ereignisse in gleichartiger Weise eintreten können, dann ist die Wahrscheinlichkeit für das Eintreten eines jeden Ereignisses definiert als 1/n. Beim Münzwurf gibt es die beiden (n=2) gleichartigen Ereignisse „Wappen" und „Zahl". Die Wahrscheinlichkeit, daß nach dem Werfen einer Münze „Wappen" zu sehen ist, beträgt 1/2. Die Wahrscheinlichkeit für „Zahl" ist ebenfalls 1/2. Entsprechend ist die Wahrscheinlichkeit, eine der Zahlen 1–6 eines Würfels (n=6) zu würfeln, 1/6.

Die Wahrscheinlichkeit, daß irgendein Ereignis von sich ausschließenden Ereignissen eintritt, ist die Summe der Wahrscheinlichkeiten für jedes Ereignis. So ist etwa die Wahrscheinlichkeit, eine gerade Zahl zu würfeln, gegeben durch die Summe der Wahrscheinlichkeiten

1/6 (für „2") + 1/6 (für „4") + 1/6 (für „6") gleich 1/2.

Beispiel:
Es sei bekannt, daß 1990 von 1000 Neugeborenen im Ort K 400 die Blutgruppe A hatten. Ein Kind, das 1990 in K geboren wurde, benötigt eine Bluttransfusion. Wie groß ist die Wahrscheinlichkeit, daß dieses Kind Blutgruppe A hat?
Da es gleich wahrscheinlich (Wahrscheinlichkeit: 1/1000) ist, daß dieses Kind irgendeines der 1000 Kinder ist und 400 der Kinder Blutgruppe A haben, ist die Wahrscheinlichkeit, daß dieses Kind Blutgruppe A hat, 400/1000 = 0,40.

2.5 Wahrscheinlichkeiten, Anteile, relative Häufigkeiten, Raten

In dem genannten Beispiel der Blutgruppen wurde die Wahrscheinlichkeit für Blutgruppe A aus der relativen Häufigkeit der Anzahl der Kinder mit Blutgruppe A zur Gesamtzahl der Kinder bestimmt. Der Anteil der Kinder mit Blutgruppe A in der Gruppe ist 400/1000 oder 0,40. Daher ist die Wahrscheinlichkeit, daß ein Kind, das eine Bluttransfusion benötigt, die Blutgruppe A hat, gleich 0,40 (vorausgesetzt, die Wahrscheinlichkeit, eine Bluttransfusion zu benötigen, ist gleich für alle Blutgruppen). Die Begriffe „Wahrscheinlichkeit", „relative Häufigkeit" und „Anteil" werden in dem vorliegenden Buch immer synonym verwendet. Eine Unterscheidung ist erst bei sog. Konfidenzaussagen notwendig, auf die im Rahmen dieses Buches nicht eingegangen wird. Der Begriff „Rate" wird ebenfalls gelegentlich als weitere austauschbare Bezeichnung benutzt. Wahrscheinlichkeiten und Anteile werden häufig in Prozentwerten angegeben. Ein Kind, das 1990 in K geboren wurde, hat demnach mit einer Wahrscheinlichkeit von 40% Blutgruppe A.

Abkürzende Schreibweise: Die Wahrscheinlichkeit für ein Ereignis E wird mit P(E) bezeichnet (sprich: „P von E"). Im Beispiel der Blutgruppen bezeichne A das Ereignis, die Blutgruppe A zu haben; dann ist P(A)=0,40.

2.6 Das Summationsprinzip für Wahrscheinlichkeiten

Die Summe der Wahrscheinlichkeiten aller möglichen Ereignisse muß 1 sein. Betrachtet man die 4 Blutgruppen 0, A, B und AB, so sind dies 4 sich ausschließende Ereignisse (kein Kind kann mehr als eine Blutgruppe haben) und gleichzeitig 4 erschöpfende Ereignisse (jedes Kind muß mindestens eine der vier Blutgruppen haben). Falls in einer Gruppe die 3 Blutgruppen 0, A und B mit den Wahrscheinlichkeiten P(0)=0,45, P(A)=0,40, P(B)=0,10 auftreten, dann muß gelten: P(AB)=0,05 = (1,00-0,45-0,40-0,10).

Beispiel:
Wie groß ist die Wahrscheinlichkeit für das Ereignis G, daß nicht alle Kinder einer 3-Kind-Familie dasselbe Geschlecht haben? Nur bei den beiden sich ausschließenden Ereignissen „alle Kinder sind Jungen" und „alle Kinder sind Mädchen" haben alle Kinder dasselbe Geschlecht. Die Wahrscheinlichkeit für jedes dieser beiden Ereignisse ergibt sich unter der Annahme gleicher Anteile (0,5) von Jungen- und Mädchengeburten und unter der Annahme, daß das Geschlecht eines Kindes nicht vom Geschlecht der vorher geborenen Kinder abhängt („Unabhängigkeit", s. weiter unten) zu $0,5 \cdot 0,5 \cdot 0,5 = 0,125$. Damit erhält man: P(G) = 1,000 - 0,125 - 0,125 = 0,750. In 75% aller 3-Kind-Familien haben demnach nicht alle 3 Kinder dasselbe Geschlecht.

2.7 Gemeinsame Wahrscheinlichkeiten

Wie läßt sich die Wahrscheinlichkeit bezeichnen, daß in dem Krankenhaus im Ort K als nächstes Kind ein Mädchen mit blauen Augen geboren wird? M bezeichne das Ereignis „Mädchen" und B das Ereignis „blaue Augen". Die Wahrscheinlichkeit für das Ereignis „Mädchen mit blauen Augen" wird abkürzend geschrieben als P(M und B) oder P(M,B) (sprich: „P von M und B") und als gemeinsame Wahrscheinlichkeit für M und B bezeichnet.

Tabelle 1. Gemeinsames Auftreten von Bluthochdruck und Übergewicht in einer fiktiven Population

	Bluthochdruck	Kein Bluthochdruck	Gesamt
Übergewicht	1500	1500	3000
Kein Übergewicht	500	6500	7000
Gesamt	2000	8000	10000

Beispiel:
Die gemeinsamen Anteile von Hypertonie und Übergewicht einer Gruppe von 10000 Männern sollen durch Tabelle 1 festgelegt sein.

Die Wahrscheinlichkeit, bei einem zufällig aus den 10000 Männern herausgegriffenen Mann Übergewicht (Ü) und Bluthochdruck (H) festzustellen, ist

P(Übergewicht und Bluthochdruck) = P(Ü,H) = 0,15.

P(Ü,H)=0,15 ist die gemeinsame Wahrscheinlichkeit für die beiden Ereignisse Übergewicht und Bluthochdruck.

Aus Tabelle 1 sind ebenfalls die beiden einzelnen Wahrscheinlichkeiten für Bluthochdruck und Übergewicht abzulesen:

P(Bluthochdruck) = P(H) = 0,20 und
P(Übergewicht) = P(Ü) = 0,30.

Beispiel:
Wie groß ist die Wahrscheinlichkeit für das Ereignis „Z", bei 2 Würfen mit einem Würfel 2mal die 6 zu würfeln? P(Z) läßt sich als gemeinsame Wahrscheinlichkeit von 2 Ereignissen ausdrücken:

P(Z) = P(„6 im ersten Wurf" und „6 im zweiten Wurf").

Die Wahrscheinlichkeit, bei irgendeinem Wurf eine 6 zu würfeln, ist 1/6. Diese Wahrscheinlichkeit ist für jeden Wurf gleich. Daher ist

P(„6 im ersten Wurf" und „6 im zweiten Wurf")
= P(„6 im ersten Wurf") · P(„6 im zweiten Wurf")
= 1/6 · 1/6 = 1/36 = 0,028.

Die gemeinsame Wahrscheinlichkeit ist in diesem Beispiel durch das Produkt der einzelnen Wahrscheinlichkeiten gegeben (Multiplikationsregel).

Wendet man die Multiplikationsregel auf die Ereignisse Übergewicht und Bluthochdruck (s. Tabelle 1) an, so erhält man:

P(Übergewicht und Bluthochdruck) = P(Übergewicht)·P(Bluthochdruck) =
0,20·0,30 = 0,06.

Das Ergebnis ist jedoch falsch. Die gemeinsame Wahrscheinlichkeit für Ü und H ist aus Tabelle 1 als P(Ü,H) = 0,15 abzulesen.
 Die Multiplikationsregel kann offensichtlich nicht immer eingesetzt werden. Sie ist nur für sog. unabhängige Ereignisse gültig. Der Begriff der Unabhängigkeit ist in der Bewertung diagnostischer Maßnahmen von großer Bedeutung. Er wird deshalb in den folgenden beiden Abschnitten eingeführt.

Die Frage, ob 2 Faktoren unabhängig sind, kann in der Medizin meist nur auf der Basis empirischer Untersuchungen beantwortet werden. Ohne eine entsprechende Untersuchung kann daher für das einleitende Beispiel nicht entschieden werden, ob zur Berechnung der gemeinsamen Wahrscheinlichkeit „Mädchen" und „blaue Augen" (M,B) die Multiplikationsregel verwendet werden kann.

2.8 Bedingte Wahrscheinlichkeiten

Es sei bekannt, daß ein Mann aus dem Kollektiv der Tabelle 1 Übergewicht habe. Wie groß ist die Wahrscheinlichkeit, daß bei diesem Mann auch „Bluthochdruck" festgestellt wird? In Tabelle 1 trifft für 3000 Männer das Ereignis „Übergewicht" zu. Von diesen 3000 Männern haben 1500 Männer Bluthochdruck, dies ist ein Anteil von 1500/3000 = 0,50. Der Anteil von Männern mit Bluthochdruck unter den Männern mit Übergewicht beträgt demnach 50%. Die Wahrscheinlichkeit, bei einem Mann mit bekanntem Übergewicht Bluthochdruck festzustellen, heißt bedingte Wahrscheinlichkeit für das Ereignis „Bluthochdruck" (H), gegeben das Ereignis „Übergewicht" (Ü). Diese Wahrscheinlichkeit wird bezeichnet mit P(H|Ü) (sprich: „P von H gegeben Ü" oder ausführlich: „Wahrscheinlichkeit für Bluthochdruck unter der Bedingung Übergewicht"). Bedingte Wahrscheinlichkeiten sind Wahrscheinlichkeiten innerhalb einer eingeschränkten Gruppe. Sie drücken Wahrscheinlichkeiten unter einem gegebenen Kenntnisstand aus. Im Beispiel wurde die Gruppe eingeschränkt auf übergewichtige Männer, womit sich P(H|Ü) = 0,50 ergibt. Wird bezüglich des Ereignisses „Bluthochdruck" die Gruppe auf hypertone Männer eingeschränkt, d.h. der Blutdruckstatus als bekannt vorausgesetzt, so erhält man als bedingte Wahrscheinlichkeit für Übergewicht, gegeben Bluthochdruck: P(Ü|H) = 1500/2000 = 0,75.
 Bedingte Wahrscheinlichkeiten sind der Schlüssel zur Entscheidung für eine Therapie oder für die Durchführung weiterer diagnostischer Maßnahmen. Wir halten daher noch einmal diesen Begriff in allgemeiner Form fest: Die Wahrscheinlichkeit, daß ein Ereignis E eintritt unter der Bedingung, daß das Ereignis F bereits eingetreten ist, heißt bedingte Wahrscheinlichkeit von E gegeben F und wird mit P(E|F) bezeichnet.
 Zwischen gemeinsamer Wahrscheinlichkeit für E und F und der bedingten Wahrscheinlichkeit für E unter der Bedingung F gilt folgende Beziehung:

$$P(E \text{ und } F) = P(E|F) \cdot P(F) \tag{1}$$

Diese Beziehung kann auch als Definition der bedingten Wahrscheinlichkeit P(E|F) verwendet werden:

$$P(E|F) = \frac{P(E \text{ und } F)}{P(F)}.$$

Im Beispiel in Tabelle 1 erhält man etwa

P(Übergewicht und Bluthochdruck) = P(Bluthochdruck|Übergewicht) · P(Übergewicht).

Aus den zugehörigen Werten erhält man: P(Übergewicht) = 3000/10000 = 0,30. Die bedingte Wahrscheinlichkeit für Bluthochdruck gegeben Übergewicht hatten wir bereits bestimmt:

P(Bluthochdruck|Übergewicht) = 0,50.

Damit erhält man:

P(Übergewicht und Bluthochdruck) = 0,50 · 0,30 = 0,15.

Hiermit stimmt auch die berechnete gemeinsame Wahrscheinlichkeit von Übergewicht und Bluthochdruck wieder mit der aus Tabelle 1 direkt bestimmten Wahrscheinlichkeit überein.

2.9 Unabhängige Ereignisse

Beispiel:
Wie groß ist die Wahrscheinlichkeit, daß in einer 2-Kind-Familie beide Kinder Mädchen sind? Das Ereignis „erstes Kind Mädchen" bezeichnen wir mit M_1 und entsprechend das Ereignis „zweites Kind Mädchen" mit M_2. Zu bestimmen ist $P(M_1 \text{ und } M_2)$. Man erhält:

$P(M_1 \text{ und } M_2) = P(M_2|M_1) \cdot P(M_1)$.

Wir wissen, daß $P(M_1) = 1/2$ ist. Welchen Wert hat $P(M_2|M_1)$? Diese Wahrscheinlichkeit ist ebenfalls 1/2, da das Geschlecht eines jeden Kindes durch einen genetischen Vorgang festgelegt wird, der nicht von dem Geschlecht eines bereits zuvor geborenen Kindes abhängt. Das heißt, es gilt:

$P(M_2|M_1) = P(M_2) = 1/2$.

Insgesamt ergibt sich damit:

$$\begin{aligned} P(M_1 \text{ und } M_2) &= P(M_2|M_1) \cdot P(M_1) \\ &= P(M_2) \cdot P(M_1) \\ &= 1/2 \cdot 1/2 = 1/4. \end{aligned}$$

In diesem Beispiel hängt die bedingte Wahrscheinlichkeit $P(M_2|M_1)$ nicht von der Bedingung ab. M_1 und M_2 heißen unabhängige Ereignisse. Eine allgemeine Formulierung lautet: Die beiden Ereignisse E und F heißen unabhängige Ereignisse, wenn die bedingte Wahrscheinlichkeit für das Ereignis E, gegeben F, dieselbe ist wie die nichtbedingte Wahrscheinlichkeit für E:

P(E|F) = P(E).

Für unabhängige Ereignisse E und F erhält man:

$$P(E \text{ und } F) = P(E|F) \cdot P(F)$$
$$= P(E) \cdot P(F). \tag{2}$$

Das heißt, für unabhängige Ereignisse gilt die Multiplikationsregel.

2.10 Die Summationsregel für gemeinsame Wahrscheinlichkeiten

Im Beispiel der beiden Ereignisse „Bluthochdruck" (H) und „Übergewicht" (Ü) kann die Wahrscheinlichkeit für Bluthochdruck P(H) aus den gemeinsamen Wahrscheinlichkeiten für Bluthochdruck und Übergewicht berechnet werden:

P(Bluthochdruck) = P(Bluthochdruck und Übergewicht) +
P(Bluthochdruck und nicht Übergewicht)
= 0,15 + 0,05 = 0,20.

Diese Summation ist möglich, da „Übergewicht" und „nicht Übergewicht" sich ausschließende (beides kann nicht gleichzeitig vorliegen) und erschöpfende (eines von beiden muß vorliegen) Ereignisse darstellen.

Diese Summationsregel kann ebenfalls mit Hilfe von bedingten Wahrscheinlichkeiten geschrieben werden:

P(Bluthochdruck) = P(Bluthochdruck|Übergewicht) · P(Übergewicht)+
P(Bluthochdruck|nicht Übergewicht) · P(nicht Übergewicht)
= 0,50 · 0,30 + 5/70 · 7/10
= 0,15 + 0,05 = 0,20.

Die Summationsregel gilt allgemein nicht nur für 2, sondern für beliebig viele sich ausschließende und erschöpfende Ereignisse. Im folgenden ist sie noch einmal für 3 Ereignisse formuliert:

Seien F_1, F_2 und F_3 sich gegenseitig ausschließende und erschöpfende Ereignisse, dann kann für jedes beliebige Ereignis E dessen Wahrscheinlichkeit auf folgende Weise bestimmt werden:

$$P(E) = P(E \text{ und } F_1) + P(E \text{ und } F_2) + P(E \text{ und } F_3) \tag{3}$$

oder mit bedingten Wahrscheinlichkeiten:

$$P(E) = P(E|F_1) \cdot P(F_1) + P(E|F_2) \cdot P(F_2) + P(E|F_3) \cdot P(F_3).$$

Beispiel:
Operative Mortalität bei Appendektomie. Für einen Patienten mit Anzeichen einer akuten Appendizitis (A) soll die Wahrscheinlichkeit geschätzt werden, perioperativ zu sterben.
Die operative Mortalität wird davon abhängen, ob der Patient eine perforierte (Per) oder nur entzündete (Ent) Appendix hat oder sogar nur unspezifische abdominale Schmerzen (Schm) aufweist. Dies sind 3 sich ausschließende Ereignisse. Sie sollen weiterhin als erschöpfend betrachtet werden (ein anderer Status des Patienten wird nicht zugelassen). Bekannt sei, daß von 1000 Patienten mit einer perforierten Appendix 27 perioperativ versterben. Bezeichnet T das Ereignis, perioperativ zu versterben, so ergibt sich:

P(T|Per) = 0,027.

Entsprechend seien die beiden übrigen bedingten Wahrscheinlichkeiten bestimmt:

P(T|Ent) = 0,001 und P(T|Schm) = 0,0007.

Nimmt man an, daß 20% der Patienten mit Anzeichen einer akuten Appendizitis unspezifische abdominale Schmerzen haben und daß bei 15% eine perforierte Appendix vorhanden ist, so erhält man:

P(Schm) = 0,20, P(Per) = 0,15 und P(Ent) = 0,65.

Durch Summation kann jetzt die gesuchte Wahrscheinlichkeit bestimmt werden:

$$\begin{aligned}P(T) &= P(T\text{ und Per}) + P(T\text{ und Ent}) + P(T\text{ und Schm}) \\ &= P(T|Per) \cdot P(Per) + P(T|Ent) \cdot P(Ent) + P(T|Schm) \cdot P(Schm) \\ &= 0{,}027 \cdot 0{,}15 + 0{,}001 \cdot 0{,}65 + 0{,}0007 \cdot 0{,}20 \\ &= 0{,}00405 + 0{,}00065 + 0{,}00014 \\ &= 0{,}0048.\end{aligned}$$

Dies bedeutet, daß bei 1000 Operationen von Patienten mit Anzeichen einer akuten Appendizitis etwa 4,8 Todesfälle zu erwarten sind. Es sei noch einmal darauf hingewiesen, daß etwa P(T|Schm) · P(Schm) = 0,00014 die gemeinsame Wahrscheinlichkeit P(T und Schm) für die Ereignisse „perioperativ zu sterben" und „unspezifische abdominale Schmerzen" ist.

2.11 Wahrscheinlichkeitsbäume

Die im letzten Abschnitt durchgeführten Berechnungen können wesentlich übersichtlicher mit Hilfe eines sog. Wahrscheinlichkeitsbaums dargestellt werden. Jeder Ast repräsentiert ein Ereignis. An jeden Ast wird die Wahrscheinlichkeit für das Ereignis geschrieben. Für das letzte Beispiel erhält man den Baum in Abb. 1. Dieser Baum hat einen sog. Knoten, den Patienten mit Zeichen einer Appendizitis.

Die Erweiterung dieses Baums, einen Baum mit 4 Knoten, zeigt Abb. 2. An jedem Ast eines Knotens steht die bedingte Wahrscheinlichkeiten für das durch den Ast bezeichnete Ereignis unter der Bedingung des Ereignisses am Knoten. So ist etwa am Knoten B die Bedingung „perforierte Appendix" und damit die bedingte Wahrscheinlichkeit für „intraoperativ zu versterben": P(T|Per) = 0,027. An jedem Knoten sind alle möglichen Ereignisse aufgeführt. Dies bedeutet, daß die Summe der Astwahrscheinlichkeiten an jedem Knoten gleich 1 ist.

Der Wahrscheinlichkeitsbaum ermöglicht nun die einfache Berechnung der gemeinsamen Wahrscheinlichkeiten für zwei Ereignisse. Diese ergeben sich als Produkt der Astwahrscheinlichkeiten. So ergibt sich etwa für die Wahrscheinlichkeit P(T und Per):

P(T und Per) = 0,15 · 0,027 = 0,00405.

Diese Eigenschaft des Baumes ist unmittelbar aus der Darstellung

P(T und Per) = P(Per) · P(T|Per)

ersichtlich. Aus den gemeinsamen Wahrscheinlichkeiten lassen sich dann wiederum alle interessierenden Wahrscheinlichkeiten ableiten.

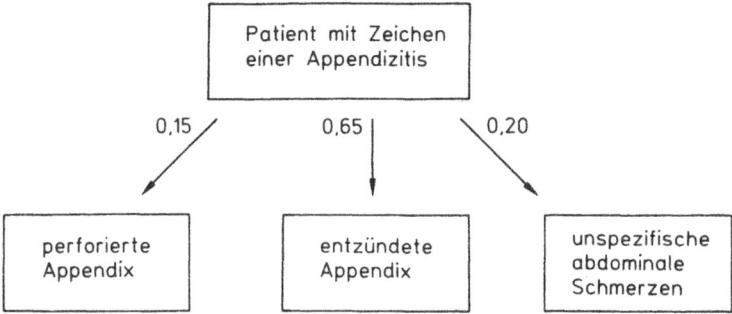

Abb. 1. Wahrscheinlichkeitsbaum mit einem Knoten

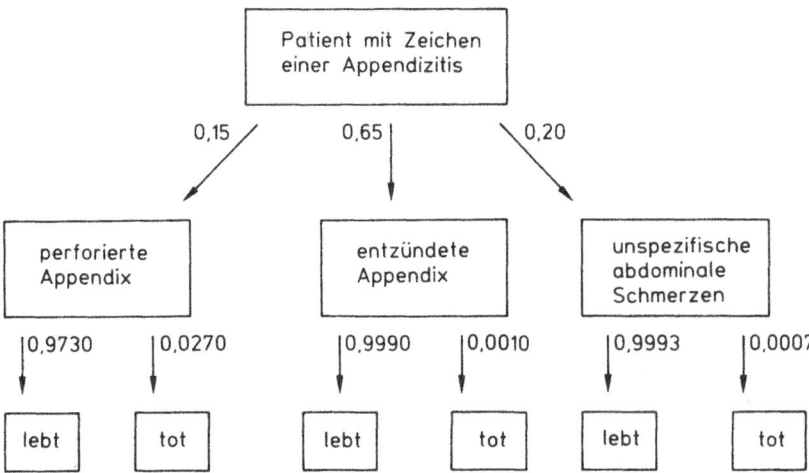

Abb. 2. Wahrscheinlichkeitsbaum mit 4 Knoten

Beispiel:
Wie hoch ist der Anteil der Patienten mit unspezifischen abdominalen Schmerzen an den Verstorbenen? Gesucht ist die Wahrscheinlichkeit P(Schm|T). Diese ist gegeben durch:

$$P(Schm|T) = \frac{P(Schm\ und\ T)}{P(T)}.$$

P(Schm und T) = 0,20 · 0,0007 = 0,00014.

P(T) wurde bereits berechnet. Man erhält:

$$P(Schm|T) = \frac{0,00014}{0,00159} = 0,09.$$

Dies bedeutet, daß unter diesen Annahmen der Anteil Patienten mit unspezifischen abdominalen Beschwerden unter den Toten 9% betragen wird.

3 Grundlegende Definitionen

3.1 Der Begriff „diagnostischer Test"

Der Begriff „Test" ist im Rahmen der Methodologie der medizinischen Diagnostik von grundlegender Bedeutung für das Verständnis des diagnostischen Erkenntnisgewinnes.

Das englische Wort „test" bedeutet soviel wie Untersuchung, Prüfung zur Feststellung von Fähigkeit, Brauchbarkeit. Die mathematische Statistik hat diesen Terminus aufgegriffen als Synonym für Prüfung oder Prüfverfahren zur Verifizierung von Hypothesen. Wie in der Einleitung betont, wird im Bereich der medizinischen Diagnostik der Schritt von der A-priori- zur A-posteriori-Wahrscheinlichkeit vollzogen, indem ein sog. „diagnostischer" Test durchgeführt wird. Er dient damit zur Diagnosefindung bzw. -sicherung, und als solcher läßt sich – im Sinne von Prüfung einer Hypothese – sowohl ein klinisch-chemisches Verfahren, das meßbare Resultat einer physikalischen Untersuchung wie auch ein beliebiges Symptom einer bestimmten Krankheit auffassen.

Zur Bestimmung der A-posteriori-Wahrscheinlichkeiten wird in der Regel der Satz von Bayes verwandt. Dieser erlaubt es, mit Hilfe der A-priori-Wahrscheinlichkeiten nach den Regeln über das Rechnen mit „bedingten Wahrscheinlichkeiten" [4] die A-posteriori-Wahrscheinlichkeiten abzuleiten.

Die „bedingten" Wahrscheinlichkeiten lassen sich wie folgt formulieren:

1. Vorausgesetzt, ein bestimmter Anteil der Patienten leidet (leidet nicht) an der Krankheit K, wie groß ist dann die Wahrscheinlichkeit, daß der Test positiv (negativ) ausfällt?

2. Vorausgesetzt, ein bestimmter Anteil positiver (negativer) Testergebnisse liegt vor, wie groß ist dann der Anteil der Kranken (nicht Kranken)?

Die Aussage eines diagnostischen Tests ist in jedem Falle eine Wahrscheinlichkeitsaussage, wobei in der konkreten Anwendung die Wahrscheinlichkeiten durch relative Häufigkeiten geschätzt werden [54].

Höhergradige Abstufungen, wie sie häufig bei semiquantitativen Tests oder bei Definition eines „Graubereichs" vorkommen, komplizieren die Testbeurteilung erheblich. Andererseits nimmt man bei der einfachen Trennung in eine Positiv/negativ-Entscheidung (Dichotomisierung) eines quantitativen Tests einen hohen Informationsverlust in Kauf, da lediglich das Vorzeichen der Differenz zwischen Meßwert und Trenngröße und nicht deren Betrag als Information genutzt wird. Für die quantitative Beurteilung stetiger diagnostischer Tests existiert bislang kein allgemein bekannter Ansatz. Es ist jedoch einleuchtend, daß bei steigender Testgröße – im Sinne von zunehmend in Richtung pathologisch – die Wahrscheinlichkeit für die Diagnose „krank" ebenfalls zunimmt.

Ein in praxi anzuwendender diagnostischer Test ist somit wie folgt charakterisierbar:
– Er dient zur Erkennung von zwei eindeutig bestimmbaren, disjunkten Zuständen (Krankheit vorhanden / Krankheit nicht vorhanden);
– das Testresultat läßt sich so formulieren, daß eine binäre Aussage (krank/nicht krank) möglich ist;
– diagnostische Tests, deren Ergebnisse in Form von quantitativen Daten vorliegen, werden üblicherweise in binäre Aussagen überführt, indem der vorliegende Meßwert mit einer Trenngröße („discrimination value", „cut-off level", [40]) verglichen und der Test als negativ oder positiv gewertet wird, je nachdem, ob der Meßwert die Trenngröße über- oder unterschreitet (siehe Kap. 3.4).

3.2 Sensitivität, Spezifität

Zur Beschreibung der „Güte" eines diagnostischen Tests haben die Begriffe Sensitivität und Spezifität allgemeine Verbreitung gefunden.

Von einem „Test für eine Krankheit" erwartet man, daß er bei Vorhandensein der Krankheit (K_+) überwiegend positive Ergebnisse liefert, der Test reagiert „sensitiv" (empfindlich). Das schließt jedoch nicht aus, daß derselbe Test auf andere Krankheiten oder bei Gesunden ebenfalls positiv reagiert. Es ist daher zusätzlich zu fordern, daß er möglichst ausschließlich bei Patienten mit der Krankheit K positive Ergebnisse liefert, d.h. bei allen anderen negativ ausfällt. Ein solcher Test reagiert dann „spezifisch" auf die Krankheit K.

Ein gegebener diagnostischer Test, angewandt auf eine Gesamtheit von Individuen, wird durch eine sog. Vierfeldertafel vollständig beschrieben. Hierin stehen K_+ und K_- für die Ereignisse krank/nicht krank und T_+/T_- für die Ereignisse Testergebnis positiv/negativ.

Weiterhin ist folgende Notation vereinbart:

Die Wahrscheinlichkeit für das Vorhandensein bzw. den Ausschluß der Krankheit sei $P(K_+)$ bzw. $P(K_-)$ (A-priori-Wahrscheinlichkeiten), wobei gilt:

$$P(K_+) = 1 - P(K_-) \tag{4}$$

Analog wird die Wahrscheinlichkeit für ein positives bzw. negatives Testergebnis mit $P(T_+)$ bzw. $P(T_-)$ bezeichnet. Auch hier gilt:

$$P(T_+) = 1 - P(T_-) \tag{5}$$

	Krankheitszustand		
	K_+	K_-	
T_+	p11	p12	$P(T_+)$
T_-	p21	p22	$P(T_-)$
	$P(K_+)$	$P(K_-)$	

(Test)

T_+ Test positiv, T_- Test negativ,
K_+ krank, K_- nicht krank

Die p_{ij} sind die unbedingten Wahrscheinlichkeiten für die verbundenen Ereignisse. Durch arithmetische Kombinationen der Größen p_{ij} lassen sich Maße (Kenngrößen) finden, die geeignet sind, die diagnostische Aussagekraft (Validität) eines Tests vollständig zu beschreiben.

Da diagnostische Verfahren stets empirischer Art sind, müssen wir uns im folgenden auf die Beobachtung von Stichproben und die Schätzung von Wahrscheinlichkeiten durch relative Häufigkeiten festlegen. Die Vierfeldertafel enthält als „Meßgrößen" absolute Zahlen (Häufigkeiten), und die aus der Stichprobe abgeleiteten relativen Häufigkeiten für die verbundenen Ereignisse sind mit Fehlern behaftete Schätzungen.

	Krankheitszustand		
	K_+	K_-	
T_+	rp	fp	rp+fp
T_-	fn	rn	fn+rn
	rp+fn	fp+rn	N

(Test)

rp richtig positiv, rn richtig negativ,
fp falsch positiv, fn falsch negativ,
N rp+fn+fp+rn (Anzahl aller Getesteten).

Sensitivität und Spezifität sind dann wie folgt definiert:

Sensitivität (Se) = $P(T_+|K_+)$ = rp/(rp+fn)   (6)

Spezifität (Sp) = $P(T_-|K_-)$ = rn/(rn+fp)   (7)

Die diagnostische Sensitivität ist der Anteil der Kranken (die Wahrscheinlichkeit) mit positivem Testergebnis.

Die diagnostische Spezifität ist der Anteil der „Nichtkranken" (die Wahrscheinlichkeit) mit negativem Test.

Zur Unterscheidung zu den anders definierten Begriffen „analytische" Sensitivität und Spezifität [14] wird die zusätzliche Bezeichnung „diagnostisch" vorgeschlagen [65].

Ein sinnvoller Test reagiert auf die Krankheit K_+ sensitiv und spezifisch, indem er mit hoher Wahrscheinlichkeit bei der Krankheit K_+ positive und bei allen anderen Krankheiten sowie bei Gesundheit negative Ergebnisse liefert. Sensitivität und Spezifität sind formal von der Wahrscheinlichkeit für das Vorhandensein der Krankheit $P(K_+)$ unabhängig und charakterisieren den diagnostischen Test eindeutig als bedingte Wahrscheinlichkeiten unter der Voraussetzung krank/nicht krank; sie lassen sich als „testspezifische Parameter" bezeichnen.

Die Aussage „der diagnostische Test XY hat eine Sensitivität von 80% und eine Spezifität von 90%" beantwortet jedoch nicht die für die klinische Situation relevante Frage nach der Wahrscheinlichkeit für das Vorliegen der Krankheit K bei positivem bzw. negativem Test.

3.3 A-priori- und A-posteriori-Wahrscheinlichkeiten

Die diagnostische Situation verlangt die Abschätzung der bedingten Wahrscheinlichkeiten $P(K_+|T_+)$ bzw. $P(K_-|T_-)$, die angeben, mit welcher Wahrscheinlichkeit vom positiven bzw. negativen Testergebnis auf das tatsächliche Vorliegen oder Fehlen der Krankheit geschlossen werden kann. Die gesuchten Größen nennt man üblicherweise positiver prädiktiver Wert (PW_{pos}) oder negativer prädiktiver Wert (PW_{neg}):

Wahrscheinlichkeit	Schätzung	
$PW_{pos} = P(K_+|T_+)$ =	rp/(rp+fp)	(8)
$PW_{neg} = P(K_-|T_-)$ =	rn/(rn+fn)	(9)

Die prädiktiven Werte sind die A-posteriori-Wahrscheinlichkeiten („posterior probabilities") für das Vorliegen von K_+ bzw. K_-, nachdem der Test positiv/negativ ausgefallen ist [13].

In einem Baumdiagramm (Abb. 3) lassen sich die möglichen 4 Kombinationen aus Patient „krank" (K_+) oder „nicht krank" (K_-) und Testergebnis „positiv" (T_+) und „negativ" (T_-) darstellen. An den Pfaden sind die Wahrscheinlichkeiten angegeben, einen Patienten mit einem entsprechenden Zustand auszuwählen (p = A-priori-Wahrscheinlichkeit) bzw. ein positives Testergebnis bei „Kranken" (Se = Sensitivität) oder ein negatives bei „Nicht-Kranken" (Sp = Spezifität) zu erhalten. Die Wahrscheinlichkeit für die 4 möglichen Kombinationen erhält man aus dem Produkt entlang des Pfades.

Mit Hilfe des Baumdiagramms lassen sich alle gesuchten Wahrscheinlichkeiten ableiten. So ist etwa ein positives Testergebnis T_+ in den beiden Fällen rp und fp vorhanden. Daher ist der Anteil der Positiven unter allen Testergebnissen, die Wahrscheinlichkeit für ein positives Testergebnis $P(T_+)$ gegeben durch $p \cdot Se + (1-p)(1-Sp)$. Die Wahrscheinlichkeit für die Kombination K_+ und T_+ ist $p \cdot Se$.

Der Anteil Kranker unter den positiven Testergebnissen P(K+|T+) ist daher:

$$PW_{pos} = \frac{p \cdot Se}{p \cdot Se + (1-p) \cdot (1-Sp)} \quad (10)$$

und heißt prädiktiver Wert eines positiven Testergebnisses. P(K+|T+) ist die Wahrscheinlichkeit, mit der ein positives Testergebnis auf einen Kranken hinweist. Die hierzu benutzte Rechenregel ist der sogenannte Satz von Bayes, der die Verknüpfung der testspezifischen (Sensitivität, Spezifität) mit der A-priori--Wahrscheinlichkeit zu den prädiktiven Werten ermöglicht. Fehlt in dem Baumdiagramm eine Wahrscheinlichkeit, so ist eine Berechnung von prädiktiven Werten als Wahrscheinlichkeiten für die Kombination aus Zustand und Testergebnis nicht möglich.

In Analogie zur Ableitung für den positiven prädiktiven Wert (10) kann der prädiktive Wert des negativen Tests (PW$_{neg}$) wie folgt definiert werden:

$$PW_{neg} = \frac{(1-p) \cdot Sp}{(1-p) \cdot Sp - p \cdot (1-Se)} \quad (11)$$

Die A-priori-Wahrscheinlichkeit p (= P(K+)) ist der Anteil der tatsächlich Kranken im Gesamtkollektiv:

$$p = (rp + fn)/N \quad (12)$$

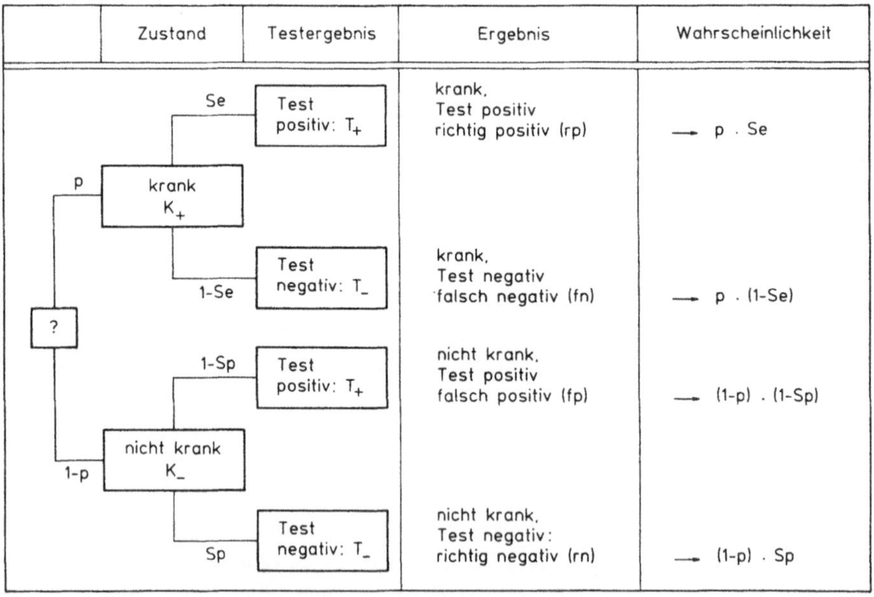

Abb. 3. Wahrscheinlichkeitsbaum. *?* diagnostische Ausgangsposition; *p* Krankheitswahrscheinlichkeit (Prävalenz); *Se* Sensitivität; *Sp* Spezifität

und ist eine charakteristische Größe der Gesamtheit, mit der vor Durchführung des diagnostischen Tests auf das Vorliegen der Krankheit geschlossen werden kann. Bei epidemiologischen Fragestellungen spricht man von Krankheitsprävalenz.

In der Allgemeinbevölkerung sind die meisten Krankheitsprävalenzen niedrig (<5%), bei seltenen Krankheiten sogar deutlich unter 1%, während bei Patienten einer Spezialambulanz oder bei Epidemien wesentlich höhere Werte (10%) vorkommen können. Prävalenzabhängige Maße eignen sich also nicht zur allgemeinen Validitätsangabe, weil sie Gütemaße in einer konkreten Situation darstellen, die Auskunft über den Informationsgewinn aus einem Testresultat geben. Dadurch können sie lediglich die Grundlage für den Entscheidungsprozeß liefern. Für die diagnostische Situation soll dem Begriff der „A--priori-Wahrscheinlichkeit" der Vorzug gegeben werden. Unter Berücksichtigung der A-priori-Wahrscheinlichkeiten (Prävalenzen) bestimmt man die A-posteriori--Wahrscheinlichkeiten (prädiktive Werte) nach den obigen Gleichungen (10,11). Erst die Angabe, wie groß die Wahrscheinlichkeit ist, daß bei einem Patienten die Krankheit K vorliegt, wenn das Testergebnis positiv ausfällt, ergibt eine für die Diagnostik relevante Information und ermöglicht im diagnostischen Prozeß eine Entscheidung darüber, ob zwecks „Erhärtung" der Diagnose weitere Maßnahmen erforderlich sind.

Die prädiktiven Werte sind auch direkt aus der Vierfeldertafel mit Hilfe der Gleichungen (8) und (9) bestimmbar (schätzbar). Man sollte sie jedoch nur unter zusätzlicher Angabe der A-priori-Wahrscheinlichkeit beurteilen. Nur der die A-priori-Wahrscheinlichkeit überschreitende Anteil des prädiktiven Wertes repräsentiert den Informations-(Erkenntnis-)gewinn durch den Test. Abbildung 4

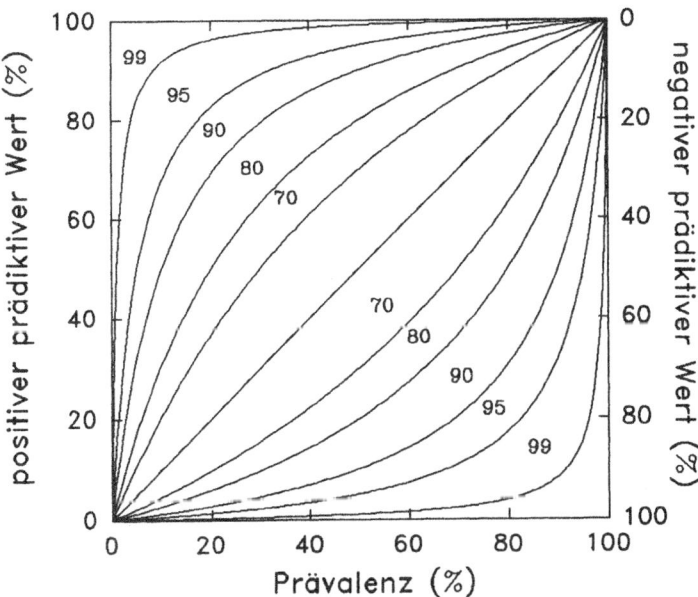

Abb. 4. Positive (oberhalb der Geraden) und negative (unterhalb der Geraden) prädiktive Werte in Abhängigkeit von der A-priori-Wahrscheinlichkeit (Prävalenz) und vorgegebenen Werten für Sensitivität und Spezifität (Prozentangaben an den Kurven)

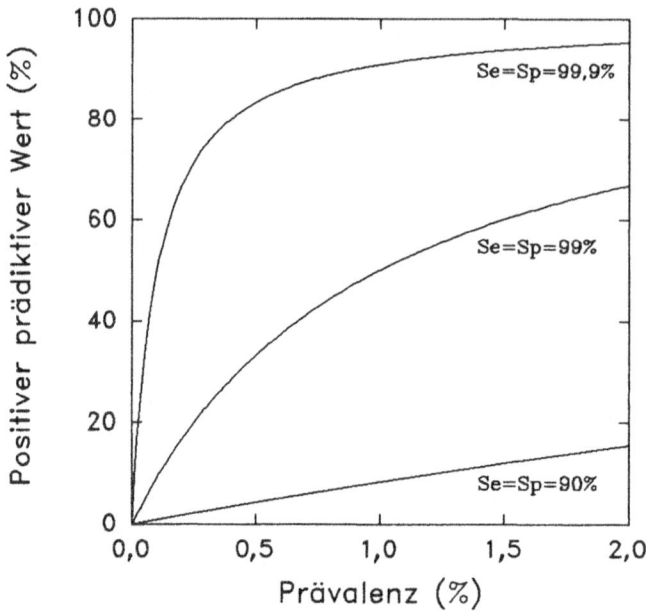

Abb. 5. Positive prädiktive Werte bei kleinen A-priori-Wahrscheinlichkeiten (Prävalenzen $\leq 2\%$) für Sensitivität = Spezifität von 90%, 99% und 99,9%

und 5 zeigen die Abhängigkeit der prädiktiven Werte für verschiedene Bereiche der A-priori-Wahrscheinlichkeit (Prävalenz) p von Sensitivität (Se) und Spezifität (Sp) (in diesem speziellen Fall gilt Se = Sp).

Abbildung 5 verdeutlicht dabei die Problematik von sog. „Screening"- Untersuchungen, bei denen nach bestimmten Krankheiten in der Allgemeinbevölkerung gesucht wird. Hier sind Krankheitsprävalenzen unter 1% die Regel, so daß selbst Tests mit Se = Sp $\geq 99\%$ nur positive prädiktive Werte $\leq 50\%$ liefern, d. h., daß bei mehr als der Hälfte aller testpositiven Personen die Krankheit nicht vorliegt.

3.4 Der quantitative Test (ROC-Analyse)

Bei der überwiegenden Zahl der klinisch-chemischen Verfahren und physikalischen Meßungen ist das Testergebnis eine kontinuierliche Variable in Form einer Meßgröße. Wie bereits erwähnt, erreicht man eine binäre Testentscheidung, indem man eine Trenngröße τ definiert und den Meßwert mit dieser meist willkürlich bestimmten Größe vergleicht. Das folgende Beispiel soll die Situation verdeutlichen und den Einfluß der Wahl der Trenngröße demonstrieren.

In einer prospektiven Studie wurden die nichtdiabetischen Verwandten von Typ--II-Diabetikern mit dem oralen Glukosetoleranztest (oGTT) untersucht und das Ergebnis mit dem Auftreten eines Diabetes nach 10 Jahren verglichen [31].

Wählt man als Trenngröße den von der WHO zur Einteilung der „impaired glucose tolerance" vorgeschlagenen Wert $\tau = 120$ mg/dl und faßt den Test als prognostischen Parameter für die Entwicklung eines Diabetes mellitus nach 10 Jahren auf, ergeben sich Sensitivität von 72% und eine Spezifität von 74% sowie ein positiver prädiktiver Wert von 23%. Variiert man die Trenngröße, so ändern sich die Testparameter und somit auch die A-posteriori-Wahrscheinlichkeiten wie in Tabelle 2 dargestellt.

Stellt man diesen Zusammenhang graphisch dar, indem man Sensitivität gegen 100-Spezifität (%) mit τ als freiem Parameter aufträgt, erhält man eine sogenannte ROC-Kurve.

Der Begriff ROC („receiver operating characteristic") stammt aus der Nachrichtentechnik (Signalerkennung), denn das Verfahren gibt den Zusammenhang zwischen richtig und falsch erkannten Signalen (Testentscheidungen) wieder:

$$P(T_+|K_+) = f(P(T_+|K_-)) \quad [63]$$

Wie aus Tabelle 2 und Abb. 6 (S. 24) ersichtlich, sind Sensitivität und Spezifität abhängig von der Trenngröße, so daß sie stets als Wertepaar in Verbindung mit dem gewählten Grenzwert zu betrachten sind.

Die bei quantitativen Tests häufig gestellte Frage nach einer „optimalen Trenngröße" läßt sich allgemeingültig nicht beantworten. Bei der Evaluierung diagnostischer Tests muß die Wahl der Trenngröße deshalb integraler Bestandteil sein.

Ein verbreitetes und gut untersuchtes Verfahren für die Lösung dieses Problems ist die ROC-Analyse.

Im Regelfall sind biologische Parameter ähnlich wie im Beispiel des oGTT verteilt, d. h. es gibt keine feste (vorgegebene) Trenngröße bzw. keinen „Schwellenwert", bei dessen Überschreitung der „pathologische" Bereich beginnt. Bei der Wahl des „cut-off point" spielen im medizinisch-diagnostischen Bereich unterschiedliche Gesichtspunkte eine z. T. entscheidende Rolle (Art und Schwere der zu diagnostizierenden Krankheit, mögliche weitere diagnostische und therapeutische Konsequenzen, Risiken durch das diagnostische Verfahren; vgl. 11.3). In der Literatur werden verschiedene Methoden zur Bestimmung des besten „Arbeitspunktes"

Tabelle 2. Sensitivität, Spezifität und Prädiktive Werte in Abhängigkeit von der Trenngröße ($n(K_-) = 492$, $n(K_+) = 53$)

τ[mg/dl]	Sensitivität %	Spezifität %	PW_{pos} %	PW_{neg} %
90	89	38	13	97
100	83	48	15	97
110	79	65	20	96
120	72	74	23	96
130	62	82	28	95
140	57	87	32	95
160	42	93	40	94

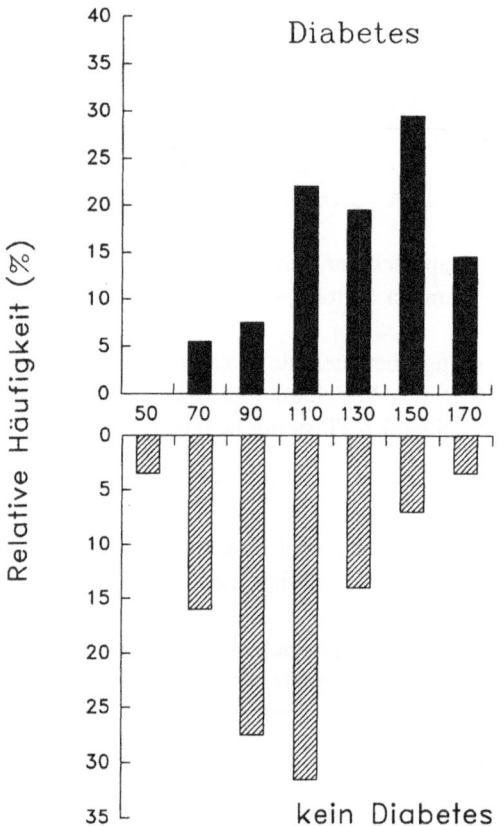

Abb. 6. Häufigkeitsverteilung des 2-h-Werts im oralen Glukosetoleranztest (oGTT) bei 545 nichtdiabetischen Verwandten von Typ-II-Diabetikern, unterteilt in die Kollektive mit und ohne Entwicklung eines Diabetes mellitus nach 10 Jahren

auf der ROC-Kurve vorgeschlagen [5, 43, 56]. McNeil et al. [40] definieren

$$E = \frac{AC_{fp}\, P(K_-)}{AC_{fn}\, P(K_+)} \tag{13}$$

mit

$AC_{fp} := $ „additional cost" bei falsch positiver Entscheidung und
$AC_{fn} := $ „additional cost" bei falsch negativer Entscheidung.

Unter „additional cost" sind nicht nur die finanziellen Kosten zu verstehen, sondern auch der gesundheitliche Schaden durch falsche Entscheidungen, gemessen z. B. durch Unterschiede in Morbidität und Mortalität im untersuchten Kollektiv.

Mit Mitteln der Entscheidungstheorie [63] läßt sich zeigen, daß der optimale „Arbeitspunkt" auf der ROC-Kurve dort liegt, wo die Steigung der Kurve gleich dem gegebenen Wert von E ist.

Wenn z. B. der Schaden einer nicht oder falsch gestellten Diagnose groß ist und andererseits der Schaden durch unnötige Therapie klein, so wird man intuitiv

Der quantitative Test (ROC-Analyse)

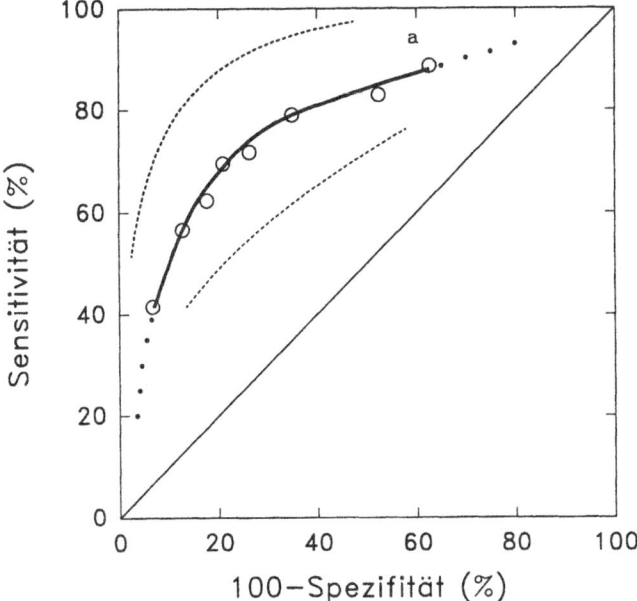

Abb. 7. Empirische ROC-Kurve für den 2-h-Wert im oralen Glukosetoleranztest (oGTT). Die Werte für Sensitivität und Spezifität ergeben sich aus den Daten in Abb. 6. Ein „besserer" Test würde eine Kurve oberhalb, ein „schlechterer" eine Kurve unterhalb der empirischen Kurve ergeben (gestrichelte Kurven)

einen Test mit hoher Sensitivität wählen. Diese Entscheidung entspricht dem Punkt a auf der empirischen ROC-Kurve in Abb.7. Der zugehörige Wert E bestätigt diese Wahl, denn AC_{fp}/AC_{fn} ist in diesem Falle klein, was der geringen Steigung in Punkt 2 entspricht.

Sind Informationen über finanzielle Kosten oder therapeutische Risiken nicht hinreichend verfügbar oder soll die Entscheidung nur durch Minimierung der Fehler getroffen werden, so folgt:

$$E_{min} = P(K_-)/P(K_+) \tag{14}$$

Sind Daten für die Erstellung einer ROC-Kurve vorhanden, hat man somit die Möglichkeit, auf eine beliebige Größe zu optimieren. Eine Darstellung informationstheoretischer Methoden zur Auswahl optimaler Entscheidungskriterien findet sich z. B. bei Metz [44].

Demzufolge müssen bei der Wahl der Trenngröße Schaden-Nutzen- („cost/benefit") Analysen einbezogen werden. Für die in jeder diagnostischen Situation unterschiedlichen Erwägungen ethischer, medizinischer und ökonomischer Art sind bereits von verschiedenen Autoren [21, 30] plausible Richtlinien vorgestellt worden.

3.5 Weitere Maße zur Beschreibung der Validität diagnostischer Tests

Mit den oben definierten Größen Sensitivität und Spezifität lassen sich mit Kenntnis der A-priori-Wahrscheinlichkeit die A-posteriori-Wahrscheinlichkeiten ermitteln. Prinzipiell besteht daher keine Notwendigkeit, weitere Maße zur Beschreibung der Eigenschaften diagnostischer Tests einzuführen. In der Literatur hat es jedoch mannigfaltige Versuche gegeben, eine einzige, „summarische" Kenngröße zu definieren, die einerseits die Validität des Tests wiedergibt und andererseits ein Vergleichen von Tests in unterschiedlichen diagnostischen Situationen ermöglicht.

Folgende Zusammenstellung gibt einen (unvollständigen) Überblick:

Effizienz („efficiency") Treffsicherheit („accuracy")	= (rp+rn) /N	(Galen u. Gambino [21])
Aufdeckungsrate („detection rate")	= rp / N	(Blumberg [13])
accuracy scale	= rp+rn - fp+fn	(Blumberg [13])
Fehlerverhältnis („error ratio")	= fp+fn / fp	(Galen u. Gambino [21])
Gesamtfehler („combined error")	= (fp+fn) / N	

Alle genannten Maße sind prävalenzabhängig – obwohl diese Abhängigkeit nicht unmittelbar ersichtlich ist –, und bei der Verschiebung des „cut-off point" durchlaufen sie ein Maximum, dessen Lage auf der Meßwertskala jeweils verschieden ist. Diese Größen sind daher nicht geeignet, Tests in unterschiedlichen Anwendungsbereichen zu vergleichen, es sei denn, unter Angabe (Kenntnis) der jeweiligen Krankheitsprävalenz.

Ein prävalenzunabhängiges, summarisches Maß stellt der Youden-Index („validity score") dar:

Youden-Index = Se + Sp - 1   (Youden [71])

Dieser Index ermöglicht einen unmittelbaren Vergleich des Aussagewerts verschiedener Tests. Man erhält jedoch keine Aussage über die Eignung als Vorhersage- bzw. Ausschlußtest, da definitionsgemäß Sensitivität und Spezifität gleich gewichtet werden.

Prävalenzunabhängig sind auch die folgenden summarischen Maße, die allerdings getrennt für die Berechnung des positiven bzw. negativen prädiktiven Wertes anzugeben sind: Likelihoodquotienten, kritische Quotienten, prädiktive Faktoren.

Das Bayes-Theorem läßt sich wie folgt formulieren:

$$\Omega PW_{pos} = \Omega p \cdot \frac{Se}{1 - Sp} \qquad (15)$$

Ω PW$_{pos}$ = PW$_{pos}$/(1-PW$_{pos}$) wird als „odds" (Quote) bezeichnet und definiert das relative Krankheitsrisiko von Patienten mit positivem Test im Vergleich zu solchen mit negativem Test.

Aus dieser Formulierung mit Hilfe von Quoten leiten sich für das positive bzw. negative Testresultat folgende Größen ab:

$$\lambda_{pos} = \frac{Se}{1-Sp} \qquad (16)$$

$$\lambda_{neg} = \frac{1-Se}{Sp} \qquad (17)$$

Neymann u. Pearson [46] nennen solche Quotienten „Likelihood ratio". Choi [17] spricht von „Vorhersageschärfen", Koller [27] von „kritischen Quotienten" oder von „Symptomhäufigkeiten". Bevorzugt man eine Formulierung in Wahrscheinlichkeiten, so lassen sich die „Likelihood"-Quotienten umformen in:

$$c_{pos} = \frac{Se}{Se+(1-Sp)} \qquad (18)$$

$$c_{neg} = \frac{Sp}{Sp+(1-Se)} \qquad (19)$$

mit $0 < c \leq 1$ und $c \to 1$, je „besser" der Test.

Diese Größen entsprechen den prädiktiven Werten bei einer Prävalenz von 0,5. Mit Hilfe eines solchen „prädiktiven Faktors" [31] wird die Gleichwertigkeit der Informationen aus A-priori-Wahrscheinlichkeit und Testergebnis besonders deutlich.

Die Bayes-Gleichung vereinfacht sich damit zu:

$$PW_{pos} = \frac{p \cdot c_{pos}}{p \cdot c_{pos} + (1-p) \cdot (1-c_{pos})} \qquad (20)$$

und entsprechend für den negativen Testausgang.

Die Abbildungen 4 und 5 sind daher für beliebige Kombinationen von Sensitivität und Spezifität verwendbar. Ein weiterer wesentlicher Vorteil solcher Maße ist die Möglichkeit, die Eignung verschiedener diagnostischer Tests als Vorhersage- bzw. Ausschlußtest unmittelbar ablesen zu können. Eine ausführliche Darstellung der Brauchbarkeit solcher Faktoren findet sich z. B. bei Choi [17] und Köbberling et al. [31].

4 Entstehung von Hypothesen für diagnostische Tests

Vor einer Prüfung diagnostischer Tests, mit deren Methodologie und Durchführung sich dieses Buch befaßt, sollte die Formulierung der zu prüfenden Hypothese stehen. Das folgende Kapitel zeigt Mechanismen auf, die zur Entstehung von Hypothesen beitragen können.

Ein Problem in der Prüfung und Anwendung diagnostischer Tests liegt darin, daß viele propagierte diagnostische Verfahren auf der Basis der ihnen zugrundeliegenden Hypothese aus verschiedenen Gründen plausibel erscheinen. Deshalb wird häufig eine Prüfung für überflüssig gehalten. Die im folgenden beschriebenen Mechanismen sind jedoch nicht als Teil der Überprüfung eines diagnostischen Tests anzusehen, also auch nicht bei den verschiedenen Phasen der Prüfung eines diagnostischen Tests einzuordnen. Sie können allenfalls einer Vorphase zugeordnet werden. Diese entspricht etwa der Beobachtung einer Wirkung eines Arzneistoffs im Tierexperiment oder im In-vitro-Modell, aus der sich nur in Ausnahmefällen auf die Eignung zu einem klinisch brauchbaren Pharmakon schließen läßt.

4.1 Hypothesenbildung aufgrund persönlicher Erfahrung

Jeder Arzt sammelt im Verlauf seiner praktischen Tätigkeit Erfahrungen über Zusammenhänge zwischen einer irgendwie gearteten Information (Beschwerden von Patienten, klinische Untersuchungsbefunde, Laborwerte usw.) und einer festgestellten Erkrankung. Die zahlreichen „klinischen Zeichen", deren pathophysiologischer Zusammenhang mit der entsprechenden Erkrankung häufig im Unklaren bleibt, sind ein Hinweis auf diese Erfahrungen. Als ein Beispiel wäre etwa das Palmarerythem zu nennen, das auf eine Leberfunktionsstörung hindeuten soll. Sowohl die praktische Erfahrung mit solchen sehr bekannten und vielfach genannten Zeichen, die häufig mit dem Namen der Erstbeschreiber verbunden sind [20], wie auch andere individuelle Erfahrungen bilden die Grundlage für die Propagierung solcher „Zeichen" als diagnostische Tests. Dabei kann ein einmalig beobachteter Zusammenhang je nach Eindrücklichkeit zu einer besonderen Aufmerksamkeit bezüglich des Vorhandenseins dieses Zeichens bei weiteren Patienten führen, und es entwickelt sich ein sich selbst unterhaltender Mechanismus, der zu einer wiederholten Bestätigung der Beobachtung führt. Negative Erfahrungen werden dabei aus psychologischen Gründen eher vernachlässigt. Ein Beispiel für diesen Vorgang war die Propagierung des sogenannten „Chlorpropamid-Alkohol-Flush-Tests". Nach Einzelbeobachtungen des Phänomens, einer Flushreaktion, mit deren

Hilfe zwei verschiedene Typen von Diabetikern unterschieden werden sollten, kam es Ende der 70er Jahre zu zahlreichen positiven Veröffentlichungen [36, 51]. Erst in methodisch einwandfreien Studien konnte festgestellt werden, daß der Test keine diagnostische Aussagekraft besitzt [29, 33].

Erfahrungen dieser Art, auch wenn sie sich häufig zu bestätigen scheinen, sind ihrem Charakter nach Aussagen über beobachtete zeitliche, nicht aber kausale Zusammenhänge. Im weiteren Sinne läßt sich der ihnen zugrundeliegende Mechanismus – nämlich die sich scheinbar bestätigende Erwartung – als „self-fulfilling prophecy" bezeichnen. Durch das darin enthaltene Bias bei der Beobachtung, das zu einer positiven Selektion führt, fehlt diesen Erfahrungen die Objektivität. Wie bei therapeutischen Maßnahmen kann allein aufgrund solcher Erfahrungen keine Aussage über die Anwendbarkeit oder hier die Zuverlässigkeit des diagnostischen Tests gemacht werden. Die persönliche Erfahrung stellt die Hypothese und damit die Grundlage für die in Kap. 6-10 beschriebenen Prüfungen dar.

4.2 Assoziationen aus Krankenakten

Es ist ein sehr häufig geübtes Vorgehen, daß Krankenakten einer Klinik auf Zusammenhänge zwischen den diagnostizierten Krankheiten und den dazu durchgeführten Tests bzw. den dabei aufgetretenen Symptomen untersucht werden. Werden bei einem solchen Vorgehen tatsächlich Häufungen bestimmter Symptome oder bestimmter Testausgänge bei den infragestehenden Krankheiten gefunden, wird in den entsprechenden Publikationen häufig der entdeckte Zusammenhang als diagnostischer Test herausgestellt und propagiert.

Das genannte Vorgehen ist für eine solche Schlußfolgerung jedoch nicht ausreichend. Wegen unbekannter und im nachhinein weder zu klärender noch zu kontrollierender Selektionsmechanismen ist es unmöglich, zu verallgemeinernde Aussagen abzuleiten [10, 57]. Eine ermittelte Assoziation zwischen z. B. Symptom und Krankheit kann sowohl durch die Selektion der Patienten (Berkson's-Bias) als auch durch die diagnostische Strategie der Ärzte (Verifikations- oder „Work-up"-Bias) hervorgerufen werden. Im medizinischen Alltag, aus dem die Krankenakten stammen, ist der Ablauf sinnvollerweise gerade so, daß bei einem Symptom an eine bestimmte Krankheit oder bestimmte Krankheiten gedacht wird und andere eher ausgeklammert werden. Dies führt dazu, daß die behandelnden Ärzte eine gezielte weitere Diagnostik veranlassen und diagnostische Tests für nicht so naheliegende Erkrankungen unterlassen oder mindestens zurückstellen. Wollte man z. B. aus Krankenakten der Frage nachgehen, ob eine Störung im Fettstoffwechsel als diagnostischer Hinweis für eine Hyperthyreose angesehen werden kann, so kann eine Verzerrung dadurch eintreten, daß bei Patienten mit Hypocholesterinämie verstärkt nach Hyperthyreosen gefahndet worden ist. Eine entsprechende Diagnostik wurde jedoch bei Cholesterinwerten im Normbereich wegen fehlenden Verdachts nicht durchgeführt. Damit könnte es zu einer relativen „Anreicherung" von Hyperthyreosen in der hypocholesterinämischen Gruppe gekommen sein, die einen fälschlichen, mindestens aber überbewerteten Zusammenhang zwischen Hypocholesterinämie und Hyperthyreose ergibt. Diese Abhängigkeit zwischen Tests bzw. Symptom und Krankheit ist im nachhinein nicht zu kontrollieren und führt zu nicht interpretierbaren Ergebnissen. Der Mechanismus, über den es zu diesem Selektionsvorgang kommt, kann dabei sehr unterschiedlich sein. So können neben Verdachtsdiagnosen etwa die Präferenzen verschiedener Ärzte für bestimmte diagnostische Maßnahmen zu Verzerrungen führen.

Unabhängig davon, ob die so ermittelten Assoziationen valide erhoben worden sind oder nicht, muß außerdem festgestellt werden, daß sie allenfalls als Erfahrungen gelten können und vor einer Propagierung als diagnostischer Test einer sorgfältigen, d. h. prospektiven Prüfung zu unterziehen sind.

4.3 Zufallsbefunde bei Studien mit anderer Zielsetzung

In ähnlicher Weise werden nicht selten die Daten von zu anderen Zwecken durchgeführten (prospektiven) Studien, z. B. Therapieprüfungen oder Registerdaten, dazu benutzt, Korrelationen zwischen bestimmten Variablen und Krankheiten, der Schwere von Erkrankungen oder dem Therapieerfolg zu bestimmen. Für so gewonnene Ergebnisse gilt, daß sie mindestens nicht den erheblichen Selektionsmechanismen (bei Erhebung und Dokumentation) von retrospektiven Analysen unterliegen, vorausgesetzt, sie entstammen methodisch einwandfreien Studien. Ihre Eignung liegt also in der sorgfältigen, gut strukturierten, im Idealfall deshalb verzerrungsfreien Erhebung von Daten, deren Aussage allerdings auf eine extrem selektierte Patientengruppe beschränkt sein kann.

Aus solchen Studien, insbesondere aus Therapieprüfungen, sind Aussagen über diagnostische Tests aber nur mit Einschränkungen zu erwarten. Da eine diagnostische Entscheidungssituation tatsächlich nicht vorliegt, haben in solchen Studien gefundene Korrelationen, z. B. zwischen speziellen Begleitvariablen und der Schwere einer Erkrankung, in der Regel „prognostischen" Charakter. Ihre Verwendung und Propagierung als diagnostischer Test ist in vielen Fällen voreilig, denn auch ein guter prognostischer Parameter kann nur als Hypothese für einen diagnostischen Test angesehen werden, die prospektiv zu prüfen ist. Ein Beispiel für eine Vermengung von prognostischen und diagnostischen Parametern ist etwa die Bestimmung der Hormonrezeptoren beim Mammakarzinom, deren diagnostische Bedeutung im Sinne einer Entscheidungshilfe im Gegensatz zu ihrer möglichen prognostischen Bedeutung nicht ausreichend dokumentiert wurde [19].

Auch für dieses Vorgehen ist festzustellen, daß derart beobachtete Assoziationen als Hypothesen zu betrachten sind und nicht zu einer Empfehlung des untersuchten Parameters als diagnostischen Test führen sollten.

4.4 Pathophysiologische Überlegungen

Ein großer Teil von diagnostischen Tests entsteht dadurch, daß aufgrund pathophysiologisch durchaus richtiger oder mindestens nachvollziehbarer Überlegungen Zusammenhänge zwischen bestimmten meßbaren Parametern und Erkrankungen postuliert werden. Ein solches Vorgehen läßt sich z. B. in der Endokrinologie beobachten, wo Kausalzusammenhänge zwischen biochemischen Meßgrößen (Hormone) und Funktionsstörungen (klinische Zeichen der Über- oder Unterfunktion von endokrinen Organen) bekannt sind. So kommt es dazu, daß in physiologischen Experimenten festgestellte Zusammenhänge als Begründung für die Verwendung eines Parameters als diagnostischer Test herangezogen werden. Es ließen sich hier mehrere Beispiele anführen, wo ein neu entdeckter „releasing factor" unmittelbar zur Propagierung eines neuen Funktionstests – etwa durch Stimulation peripherer Hormone – geführt hat (z. B. [50]). Aber auch auf anderen Gebieten ist ein solches Vorgehen zu beobachten. So hat z. B. die Tatsache, daß bei größeren exulzerierenden Dickdarmkarzinomen makroskopische Blutungen vorkommen, zu der Theorie geführt, daß diese Tumoren auch schon in einem früheren Stadium mikroskopisch kleine Blutmengen absetzen. Diese kleinen Blutverluste wurden mit Hilfe nuklearmedizinischer Methoden nachgewiesen. Es folgte die Propagierung von Verfahren zum Nachweis dieser mikroskopischen Blutverluste als Tests zur Erkennung von kolorektalen Karzinomen.

Es ist zu beobachten, daß in diesem Punkt eine sehr hohe Validität der Aussage beansprucht wird. Hier stützt sich ja die Propagierung des diagnostischen Tests u. U. auf experimentell erhobene Ergebnisse, mindestens aber auf andere „harte" Daten, die häufig auch gut in einen größeren pathophysiologischen Zusammenhang zu bringen sind. Auch hier handelt es sich jedoch bezüglich der Verwendung als diagnostischer Test zunächst um Hypothesen, die prospektiv zu prüfen sind.

4.5 Entwicklung neuer Methoden

Im Zuge der dauernden Weiterentwicklung der biochemischen Methodik wurden in den letzten Jahren immer sensitivere Verfahren zum Nachweis von biochemischen Substraten entwickelt (Stichworte RIA, ELISA u. a.). Diese Möglichkeit eines Nachweises z. T. auch neuer, bisher unbekannter Faktoren kann zur Propagierung der entsprechenden Methode als diagnostischer Test führen. Häufig wird hierbei der Begriff „Diagnostik" voreilig oder falsch verwendet, wie z. B. aus dem Titel eines Symposiumsbandes über die C-Peptidbestimmung beim Diabetes mellitus hervorgeht („Die Bedeutung der C-Peptidbestimmung für die Diagnostik"), dessen Inhalt sich dann aber ganz überwiegend mit der Pathophysiologie des C-Peptids befaßt und keine oder allenfalls marginale Anmerkungen zur diagnostischen Verwendbarkeit macht [23]. Ein weiteres Beispiel sind etwa die mit der Entdeckung des HLA-Systems und dessen Assoziation zu bestimmten Krankheiten verbundenen Möglichkeiten, Risikogruppen zu identifizieren. Ähnlich wie bei pathophysiologischen Überlegungen, von denen die Entwicklung neuer Methoden in einigen Fällen nur schwer zu trennen ist, scheint die Anwendbarkeit der Methode als diagnostischer Test evident zu sein und keiner Prüfung zu bedürfen.

Es muß jedoch festgestellt werden, daß sich Plausibilität und Evidenz einer Bestimmungsmethode ausschließlich auf die Messung des Parameters selbst beziehen, keineswegs auf dessen Eignung als ein Indikator für eine damit evtl. zu diagnostizierende Krankheit.

4.6 Tradition

Ein nicht unerheblicher Anteil der heute in der klinischen Diagnostik verwendeten Tests entstammt einem jahrzehntelangen Gebrauch und ist z. T. in seinen Ursprüngen nur schwer festzulegen. Als Beispiel seien die Blutsenkungsgeschwindigkeit, die Urobilinogenbestimmung im Urin und die Eiweißelektrophorese angegeben. Solche Testverfahren sind häufig, wie im vorigen Abschnitt beschrieben, als zur Zeit der Einführung neue Testverfahren in den klinischen Gebrauch genommen worden. Ein Teil von ihnen ist sicherlich aufgrund der Entwicklung neuer Methoden entbehrlich geworden und wird nur aus nicht sicher begründbarer Tradition beibehalten. Für einige dieser Methoden bestehen zwar relativ genaue Richtlinien, was als normal bzw. als pathologisch zu bezeichnen sei. Eine Prüfung der Verwendbarkeit bzw. der Aussagekraft dieser Methoden liegt dagegen in der Regel nicht vor [62]. Trotz ihrer zum Teil jahrzehntelangen Verwendung sollte ihre diagnostische Wertigkeit deshalb als Hypothese betrachtet und entsprechend geprüft werden. Hierbei wäre es u. U. schon hilfreich, wenn die entsprechende Literatur gesichtet und beurteilt würde, auch um zu prüfende Hypothesen bei den für einige Verfahren sehr globalen Ansprüchen einzugrenzen.

Zwischen allen beschriebenen Möglichkeiten, Hypothesen zu erhalten, gibt es ausgedehnte Überschneidungen. So wird etwa die unter 4.2 angeführte Assoziation zwischen Cholesterin und Schilddrüsenfunktion durch eine unter 4.3 einzuordnende pathophysiologische Erklärungsmöglichkeit noch eindringlicher erscheinen. In all diesen Mechanismen der Hypothesenentstehung findet sich weiterhin eine gemeinsame Komponente: Von einem in Zusammenhang mit einer Krankheit auffälligen Befund oder einer Befundkonstellation wird der Umkehrschluß abgeleitet, dieser Befund könne zur Diagnose der entsprechenden Krankheit führen. Typisches Zeichen dieses Vorgehens sind die unzähligen Symptomenverzeichnisse, in denen zu einer Erkrankung die dabei vorkommenden Symptome und Befunde mit Angaben zur Häufigkeit aufgelistet werden. Die darin angegebenen Daten entstehen durch eine Mischung der in den Abschnitten dieses Kapitels dargestellten Mechanismen. Diese Daten sind im Regelfall erheblich selektiert (vergl. 4.2). Eine Umkehrung ihres Inhalts im Sinne einer Wahrscheinlichkeitsaussage für das Vorliegen einer Erkrankung (wenn Befund A oder wenn Befunde A, B, C, dann Krankheit K), ist kaum möglich.

Die beschriebenen Mechanismen der Hypothesenentstehung führen in allen Fällen zu einem Vorschlag für einen diagnostischen Test für eine bestimmte Erkrankung oder Situation. Ebenso wie bei Therapieverfahren allgemein üblich, sind solche Vorschläge in methodisch sorgfältigen Studien auf ihre Richtigkeit zu prüfen. Für die Notwendigkeit einer Prüfung ist es grundsätzlich unerheblich, auf welcher Grundlage – Erfahrung oder „plausible" pathophysiologische Überlegung – die genannten Vorschläge beruhen. Die zu prüfenden Hypothesen sollten jedoch aus Kapazitäts- und Wirtschaftlichkeits- sowie nicht zuletzt aus ethischen Gründen eine einigermaßen solide Basis aufweisen können. Aber auch bei hoher Plausibilität ist die Propagierung eines diagnostischen Tests allein aufgrund der Erkenntnisse aus einer der hier beschriebenen Vorgehensweisen nur in Ausnahmefällen zu rechtfertigen.

5 Allgemeine Aspekte zur Prüfung diagnostischer Tests

5.1 Einteilung in Phasen

Für Therapieprüfungen hat es sich allgemein durchgesetzt, den Prozeß der Evaluierung als eine Abfolge einzelner, voneinander getrennter Phasen anzusehen. In den einzelnen Phasen werden verschiedene Aspekte mit unterschiedlicher Methodik und Interpretationsmöglichkeit untersucht. Auch für die Evaluierung diagnostischer Maßnahmen ist eine solche Gliederung als Ordnungsprinzip sinnvoll.

Phase 1

In der ersten Phase werden die methodischen und technischen Grundlagen für die Anwendung bzw. Anwendbarkeit des zu überprüfenden diagnostischen Tests untersucht. Hier handelt es sich im wesentlichen um Versuche, die im Labor durchgeführt werden, ohne daß Kenntnisse über Patienteneigenschaften notwendig sind. Dies soll mit dem Begriff „vorklinische Evaluation" zum Ausdruck gebracht werden. Nur wenn sich der Test in diesen Versuchen als brauchbar erweist, sollte der Evaluierungsprozeß fortgesetzt werden.

Phase 2

In der zweiten Phase der Evaluierung von Diagnoseverfahren wird der diagnostische Test zum ersten Mal systematisch an ausgewählten Patienten angewendet. In dieser Phase sollen Informationen über die Verteilungen der Meßergebnisse bei verschiedenen Patientengruppen gewonnen werden. Eine Gegenüberstellung der Verteilungen gibt Hinweise, ob eine sinnvolle Trenngröße zwischen bestimmten Patientengruppen besteht und für welchen Einsatz (Screening, Bestätigungs-, Ausschlußtest) sich eine weitere Evaluierung lohnt, und erlaubt eine Aussage über mögliche Kombinationen der prävalenzunabhängigen Testparameter (diagnostische Sensitivität und Spezifität). Der Test wird bei seiner Evaluierung nicht zur Entscheidungsfindung herangezogen. Es werden Personen mit eindeutigem Krankheitsstatus in solche Studien eingeschlossen, so daß in der Regel keine zusätzlichen Untersuchungen notwendig werden.

Phase 3

Der dritte Schritt der Evaluierung diagnostischer Tests ist die prospektive, kontrollierte, diagnostische Studie. Eine solche Studie soll zuverlässige, unverzerrte Schätzungen über die Güte des diagnostischen Tests in einer bestimmten klinischen Testsituation ermöglichen. Die hierzu herangezogenen Gütekriterien umfassen neben den prävalenzunabhängigen Parametern Sensitivität und Spezifität auch die empirisch ermittelten prävalenzabhängigen Parameter positiver und negativer prädiktiver Wert. Erst damit wird ein Vergleich zwischen A-posteriori- und A-priori-Wahrscheinlichkeiten möglich, also eine Schätzung des Informationsgewinns durch den Test. Der Test wird bei allen in die Studie aufgenommenen Patienten durchgeführt, das Ergebnis wird aber nicht bekannt gemacht und nicht zur Entscheidungsfindung herangezogen. Der Krankheitsstatus ist bei diesen Patienten zunächst nicht bekannt, so daß alle Patienten – ohne Ansehen ihres Testergebnisses – den vorgesehenen Maßnahmen zum Sichern oder Ausschließen der Diagnose unterzogen werden müssen.

Über das Schätzen der Testparameter hinaus sind von Schäfer [58] für Studien dieser Phase Methoden vorgeschlagen worden, mit deren Hilfe konfirmatorische Aussagen möglich sind, also Ja/nein- Entscheidungen über die Eignung eines Tests formalisiert werden können.

Phase 4

In einer vierten Phase, die in Anlehnung an Verfahren des Wirksamkeitsnachweises bei Therapiemaßnahmen durchgeführt wird, soll

1) die „Wirksamkeit" der diagnostischen Maßnahme untersucht werden und
2) eine Nutzen-Schaden-Abwägung erfolgen.

Bei der Wirksamkeitsprüfung diagnostischer Tests soll die Frage geklärt werden, ob die Durchführung dieser Tests nicht nur im Hinblick auf das Stellen der Diagnose (Phase 3), sondern auch für den weiteren Krankheitsverlauf im Vergleich mit dem standardmäßigen Diagnose- und Therapieablauf für den Patienten Vorteile bringt. In dieser Phase wird der diagnostische Test in der einen Gruppe (Studiengruppe) in die Entscheidungsfindung einbezogen, in der anderen (Vergleichsgruppe) jedoch nicht oder er wird gar nicht durchgeführt. Typisches Beispiel für solche Studien sind randomisierte Prüfungen zur Effektivität von Krebsfrüherkennungsmaßnahmen.

Die beschriebenen Phasen bauen aufeinander auf, d.h. die Erkenntnisse der Phase-1-Studien liefern die Grundlage für die Phase 2 usw. Nur in Ausnahmefällen können einzelne Phasen im Evaluierungsprozeß übersprungen werden. Dieses konsekutive Konzept ist auch deshalb sinnvoll, weil die ethischen Anforderungen an Untersuchungen von der Phase 1 bis zur Phase 4 ansteigen. So ist es kaum denkbar, daß die Anforderung an umfassende Aufklärung der Patienten in den Phasen 3 und 4 erfüllt werden kann, ohne daß Ergebnisse der Phasen 1 und 2 vorliegen.

Eine Reihe von Untersuchungen (pathophysiologische Studien, Tierexperimente, retrospektive Analysen von Krankenakten) sind in keine dieser Phasen einzuordnen. Sie sind zur Generierung von Hypothesen geeignet, sind als solche also noch nicht der Evaluierung diagnostischer Maßnahmen, sondern allenfalls einer Vorphase zuzuordnen (s. Kap. 4).

5.2 Prüfplan

Die Aussagekraft einer Studie steigt in dem Maße, in dem die Anzahl der Einflußgrößen verringert werden kann. Das reine Experiment, bei dem alle außer der einen zu studierenden Einflußgröße konstant gehalten werden, ist am Menschen nicht durchführbar. Da das Beobachtungsobjekt selbst, der Mensch, eine Variabilität besitzt, ist es prinzipiell nicht möglich, alle nicht interessierenden Einflußgrößen auszuschalten. Durch eine geeignete Versuchsplanung können sie dennoch kontrolliert werden. Der Ablauf eines Experiments oder einer anderen Studie muß immer in einem Versuchsplan protokolliert sein, denn nur so ist die Reproduzierbarkeit einer Untersuchung gewährleistet. Die Reproduzierbarkeit eines Ergebnisses ist jedoch eine zentrale Voraussetzung für einen wissenschaftlichen Erkenntnisprozeß. Bei Untersuchungen am Menschen wird dieser Versuchsplan meist Prüfplan oder Studienprotokoll genannt. Er enthält eine Beschreibung des gesamten Ablaufs der Studie und soll Handlungsanweisungen zu allen in der Praxis auftauchenden Fragen geben. Die Erstellung eines Prüfplans vor Durchführung einer Studie am Menschen ist nicht nur für eine zuverlässige Interpretation der Ergebnisse nach Ablauf der Studie unerläßlich; bereits für die Beurteilung der geplanten Studie durch eine Ethikkommission ist er notwendig. Er muß vor Beginn der Studie von allen beteiligten Ärzte und Biometrikern unterzeichnet werden. Alle Teilnehmer verpflichten sich damit, alle im Prüfplan niedergelegten Vorschriften zu beachten.

Die Zuverlässigkeit der Ergebnisse einer Studie hängt wesentlich von der Sorgfalt ab, mit der der Prüfplan aufgesetzt wurde. Besondere Bedeutung kommt dem Prüfplan bei multizentrischen Studien zu. Der Prüfplan soll auf folgende Punkte eingehen:

a) Begründung und Zielsetzung der Prüfung;
b) Beschreibung des zu prüfenden diagnostischen Tests und ggf. Beschreibung des „Golden-standard"-Tests;
c) Beschreibung des Prüfdesigns und ggf. Definition der Beobachtungseinheit;
d) Definition der Zielpopulation durch Ein- und Ausschlußkriterien;
e) Methodik der Patienten- bzw. Probandenauswahl;
f) begründete Angabe über die Zahl der Patienten bzw. Probanden unter Berücksichtigung der Ausfallrate;
g) bei multizentrischen Prüfungen: Anzahl der Zentren;
h) zulässige und unzulässige Begleituntersuchungen bzw. Therapien;
i) ggf. Handhabung der Randomisierungsverfahren;

j) bei Phase-4-Studien: Ziel- und Begleitvariable (es wird empfohlen, sich auf eine Zielvariable zu beschränken);
k) Angaben über die verwendeten Meßverfahren und deren Standardisierung (bei multizentrischen Prüfungen müssen die entscheidenden Meßmethoden standardisiert sein);
l) Anweisungen zur Ermittlung und Dokumentation von Komplikationen;
m) ausführliche Beschreibung des Prüfungsablaufs einschließlich des Zeitplans für weitere Untersuchungstermine;
n) projektierte Gesamtdauer der Prüfung;
o) Auswertungsmethoden sowie Zeitpunkt und Umfang möglicher Zwischenauswertungen;
p) Abbruchkriterien sowohl für den Einzelfall als auch für die gesamte Prüfung;
q) Quellenangaben für verwendete Informationen, insbesondere für benutzte oder zu benutzende historische oder bibliographische Daten;
r) Angaben zur geplanten Art der Publikation der Ergebnisse;
s) Angaben zur Finanzierung der Studie.

Für die Zielsetzung der Studie muß klar sein, welche Prüfphase des diagnostischen Tests durchgeführt werden soll. Die Beschreibung des zu prüfenden diagnostischen Tests umfaßt in Phase-3-Studien etwa die Festlegung der Trenngröße zwischen „gesund" und „krank" oder enthält für einen noch festzulegenden Trennpunkt eine Aussage über Mindestanforderungen an Spezifität und Sensitivität, die für einen als nützlich angesehenen Test erreicht werden müssen. Das Prüfdesign und damit auch die Beobachtungseinheit kann für unterschiedliche Phasen stark variieren. Bei Phase-1-Studien etwa zur Reproduzierbarkeit einer Labormethode oder eines bildgebenden Verfahrens kann eine Probe (ein Bild) die Versuchseinheit bilden. In Phase-4-Studien hingegen kann eine gesamte Arztpraxis die Beobachtungseinheit bilden. Für die Patientenauswahl (z. B. ambulante oder stationäre Patienten) wird eine Beschreibung der Zielgruppe durch Ein- und Ausschlußkriterien verlangt, auf die die Studienergebnisse übertragen werden sollen. Dieser Punkt besitzt für die Übertragung der Ergebnisse auf zukünftige Patienten (Repräsentativität) Bedeutung. Soll nicht jeder durch diese Kriterien festgelegte Patient in die Studie aufgenommen werden, so ist festzulegen, wie die weitere Auswahl der Probanden bzw. Patienten für die Studie geschieht (z. B. zufällig). Wird diese Auswahl zufällig (randomisiert) vorgenommen, so ist die Praktikabilität dieses Verfahrens zu prüfen (etwa Telefonrandomisierung in Arztpraxen). Bei der Durchführung von Diagnosestudien kann an unterschiedlichen Stellen eine Auswahl von Patienten, etwa zu Folgeuntersuchungen, notwendig werden. An jeder Stelle ist die Methodik der Patientenauswahl zu beschreiben.

Die Festlegung des Stichprobenumfangs, der Prüfzentren und der Prüfdauer sind ausschlaggebend für die Durchführbarkeit einer Studie. Die Prüfung an einem Zentrum weist gegenüber der Prüfung an mehreren Zentren (multizentrische Prüfung) wesentliche Vorteile auf. Die verwendeten Meßgrößen sind innerhalb eines Zentrum meist standardisiert, Ein- und Ausschlußkriterien werden einheitlich interpretiert. Ergibt sich aufgrund des benötigten Stichprobenumfangs eine lange

Gesamtdauer der Prüfung (länger als etwa 3 Jahre), so sollte die Durchführung als multizentrische Prüfung erwogen werden. Die kürzere Studienlaufzeit wird jedoch mit einem wesentlich größeren organisatorischen Aufwand erkauft. Bereits vor Beginn der Studie sollten alle an der Studie beteiligten Zentren festliegen. Nachträglich hinzugenommene Zentren konnten bei der Erstellung des Prüfplans nicht mitwirken, wodurch u. U. unterschiedliche Interpretationen des Prüfplans entstehen können.

Zulässige und unzulässige Begleituntersuchungen ergeben sich aus dem Ziel der Prüfung. Die Standardisierung von Behandlungen und Zeiten für Folgeuntersuchungen müssen hauptsächlich bei Phase-4-Studien überdacht werden. Eine Einteilung der Merkmale in Ziel- und Begleitmerkmale ist nur bei Phase-4-Studien notwendig und wird dort behandelt. Die Dokumentation von Komplikationen bezieht sich sowohl auf „erwartete" wie auch auf „unerwartete" Komplikationen. Eine „Eventdokumentation" ist bei Arzneimittelprüfungen seit langem üblich. Auf die Bedeutung eines standardisierten Vorgehens bei der Durchführung von Studien ist bereits mehrfach hingewiesen worden. Dies betrifft auch die Zeitpunkte für Follow-up Untersuchungen, die möglicherweise bei Phase 3, aber insbesondere bei Phase-4-Studien notwendig sind. Die Qualität der erhobenen Daten wird bei einer sorgfältig geplanten und durchgeführten Studie besser sein als bei einer Studie, die organisatorische Lücken aufweist.

Die Standardisierung der Behandlungsstrategien nach positivem bzw. negativem Testergebnis wird bei Phase-4-Studien mit einer relativ kurzen Laufzeit (etwa einige Wochen bzw. Monate) möglich sein. Hier ist u. a. an die Überprüfung diagnostischer Maßnahmen im stationären Bereich zu denken, bei denen die Zielgröße spätestens am Ende des Krankenhausaufenthaltes festliegt (CT bei kopfverletzten Patienten). Bei Studien mit einer extrem langen Laufzeit (etwa Evaluierung von Screeningmaßnahmen) wird es i. allg. nicht möglich sein, einheitliche Vorgehensweisen nach positiven bzw. negativen Testergebnissen festzulegen.

6 Vorklinische Evaluierung (Phase 1)

6.1 Einleitung

Der Begriff „Test" wird in der Medizin in doppeltem Sinne verwendet. Zum einen wird er benutzt, um die Messung eines Merkmals zu bezeichnen, zum anderen wird mit ihm der Hinweis (Indikator) für eine Erkrankung gleichgesetzt. So ist etwa die Messung des HPL („human-placentar-lactogen") im mütterlichen Serum zunächst die Bestimmung des Merkmals „HPL-Konzentration im mütterlichen Serum". Dieses Merkmal kann durch eine Meßmethode (durch einen Test) mehr oder weniger genau bestimmt werden. Die Ungenauigkeit der Messung wird als Meßfehler bezeichnet. Dieser Meßfehler kann in Merkmalsstreuung und Meßwertstreuung unterteilt werden. Die Meßwertstreuung beinhaltet dabei diejenige Ungenauigkeit, die durch die Meßapparatur hervorgerufen wird. Dieser Teil des Meßfehlers kann durch eine Verbesserung der Apparatur theoretisch beliebig verkleinert werden. Der zweite Teil des Meßfehlers, die Merkmalsstreuung, wird durch die interindividuelle Variation der Werte hervorgerufen. Die Merkmalsstreuung kann nicht beliebig verkleinert werden. Sie sollte innerhalb klinisch gleicher Diagnosegruppen klein sein. Ist die Merkmalsstreuung innerhalb klinisch gleicher Gruppen groß, so bringt eine Verkleinerung der Meßwertstreuung keinen Nutzen im Rahmen des diagnostischen Vorgehens.

Die Bestimmung des Meßfehlers, auch in Abhängigkeit von Störgrößen, ist Ziel von Phase-1-Studien. Diese Untersuchungen werden im Rahmen der Qualitätssicherung im medizinischen Laboratorium bereits seit langer Zeit durchgeführt. Für diesen Bereich liegt eine ausführliche Literatur vor (vgl. etwa [41]). In einem ersten Abschnitt dieses Kapitels werden die wichtigsten Maßzahlen, mit denen „Meßfehler" eines Verfahrens angegeben werden, behandelt. Diese Maßzahlen werden zum größten Teil bereits im Bereich der Labormedizin eingesetzt.

Meßgrößen werden meist mit Geräten bestimmt. Im Labor sind dies etwa Analysegeräte für Blutproben, in der Klinik etwa Ultraschallgeräte. Die Evaluierung von Eigenschaften des Geräts (z. B. technische Sicherheit, Benutzerfreundlichkeit, Akzeptanz bei Patienten) ist ein weiterer Aspekt von Phase-1-Studien. Für Laborgeräte wird auch über Geräteevaluierung in der Literatur berichtet (vgl. z. B. [42]). Die dort gegebenen Empfehlungen werden in einem zweiten Abschnitt kurz zusammengefaßt. Die bisher aufgeführten Aspekte gehen ausschließlich auf die Meßgröße ein, ohne deren Wertung als Indikator für eine Erkrankung. Hauptgrund für die Durchführung diagnostischer Tests ist jedoch nicht die Tatsache, daß ein Merkmal besonders genau bestimmt werden kann oder daß eine Untersuchung für einen Patienten besonders angenehm ist, sondern die Verwendung der Meßgröße als Indikator.

So wird in dem oben aufgeführten Beispiel die HPL-Konzentration etwa als Indikator – als diagnostischer Test – für eine fetale Mangelerkrankung verwendet. Die Prüfung der Eignung einer Größe als Indikator für eine Erkrankung soll in den Phase-2- und -3-Studien vorgenommen werden und wird in Kap. 7 und 8 behandelt. Die Bewertung eines Meßverfahrens allein reicht i. allg. nicht für die Beurteilung des diagnostischen Tests aus. Ein schlechtes Meßverfahren für einen guten Indikator kann durchaus wertvoller zur Erkennung einer Erkrankung sein als ein gutes Meßverfahren für einen schlechten Indikator. Stehen für denselben Indikator jedoch unterschiedliche Meßverfahren zur Verfügung und ist eines der Verfahren ausreichend evaluiert, so kann eine Bewertung der Meßverfahren allein für eine Bewertung der übrigen Verfahren als diagnostische Tests ausreichen.

6.2 Statistische Maßzahlen zur Beschreibung einer Meßreihe

Merkmale können in qualitative (etwa Symptome, Stadien bei Erkrankungen, Beschreibungen bei bildgebenden Verfahren) und quantitative Merkmale (Gewicht, Konzentrationen bei Serumwerten) eingeteilt werden. Die Feststellung des Wertes eines Merkmals bei einem Patienten geschieht mit Hilfe eines Verfahrens. Dieses Verfahren kann etwa ein technisches Gerät oder aber auch eine Untersuchungstechnik sein. Bei quantitativen Merkmalen wird mit „Messung" die Durchführung des Verfahrens, mit „messen" die Feststellung eines Wertes eines Merkmals bei einem Patienten bezeichnet. Der Meßwert schließlich ist das Ergebnis der Messung.

Je nach Merkmalsart werden u. U. unterschiedliche statistische Maßzahlen verwendet. Als Lagemaß wird z. B. der Mittelwert bei metrischen und der Median bei ordinalen Merkmalen verwendet. Bei nominalen Merkmalen werden meist relative Häufigkeiten angegeben, die als eine vollständige Beschreibung der Verteilungsfunktion dienen. Auf diese Unterschiede soll hier nicht eingegangen werden. Anhand eines metrischen Merkmals sollen einige Begriffe, die für die Beurteilung eines Verfahrens wichtig sind, diskutiert werden.

Als Kenngröße der Lage einer Meßwertreihe mit n Meßwerten wird der arithmetische Mittelwert $\bar{x}$, d. h. die durch die Anzahl Messungen dividierte Summe der Meßwerte x_i benutzt:

$$\bar{x} = (x_1 + x_2 + \ldots + x_n)/n$$

Das Quadrat der Differenz $x_i - \bar{x}$ zwischen dem Einzelwert x_i und Mittelwert $\bar{x}$, d. h. $(x_i - \bar{x})^2$, heißt Abweichungsquadrat und die Summe der einzelnen Abweichungsquadrate kurz Quadratsumme (SQ):

$$SQ = (x_1 - \bar{x})^2 + (x_2 - \bar{x})^2 + \ldots + (x_n - \bar{x})^2$$

Die (empirische) Varianz s^2 der Einzelwerte um den Mittelwert ist die durch n-1 geteilte Summe der Abweichungsquadrate:

$$s^2 = SQ/(n - 1)$$

Die Standardabweichung s ist die (positive) Wurzel aus der Varianz s^2.

Mittelwert und Varianz erlauben immer die Angabe von Bereichen („Vertrauensbereiche"), in denen ein vorgegebener Anteil der Beobachtungswerte liegt. Dies ist auch ohne die Annahme einer speziellen Verteilung (etwa der Normalverteilung) durch die sog. Tschebyscheff-Ungleichung möglich. Daher läßt sich allein mithilfe dieser beiden Kenngrößen der Begriff „Genauigkeit" eines Meßverfahrens erfassen.

6.3 Genauigkeit, Richtigkeit und Präzision

Genauigkeit bezeichnet als Oberbegriff die Übereinstimmung von Meßwert und „wahrem Wert". Wahren Wert nennt man den tatsächlichen Wert eines Merkmals im Augenblick der Beobachtung. Der wahre Wert eines Merkmals ist ebenso wie der Begriff der Diagnose eine gedankliche Abstraktion und kann nie exakt bestimmt werden. Dies ist auch nicht notwendig, da bei hinreichender Genauigkeit die exakte Kenntnis des Wertes die daraus resultierende therapeutische Entscheidung nicht verändern würde.

Den klinisch tätigen Arzt interessiert z.B. die Beschaffenheit und Zusammensetzung der 5 l Blut, die im Menschen zirkulieren (Ausgangsmaterial). Als Untersuchungsgut werden jedoch nur 10 ml Blut entnommen und schließlich als Probe nur 0,1 ml des zur Untersuchung verwendeten Blutes analysiert.

Ein Verfahren arbeitet um so genauer, je enger sich die Einzelwerte einer Meßserie um den wahren Wert scharen. Man kann bei der Genauigkeit einer Messung zwei Komponenten, „Richtigkeit" und „Präzision" unterscheiden. Dies kommt in dem folgenden Genauigkeitsbegriff, der äquivalent mit dem erstgenannten ist, zum Ausdruck: Ein Verfahren arbeitet umso genauer, je weniger der Mittelwert $\bar{x}$ einer Meßserie vom wahren Wert abweicht (Richtigkeit) und je enger sich die Einzelwerte um den Mittelwert $\bar{x}$ scharen (Präzision).

Richtigkeit bezeichnet den Grad der Übereinstimmung des Erwartungswertes E(X) der Messung mit dem wahren Wert. Der Erwartungswert der Messung ist ebenso wie der wahre Wert eine Abstraktion: Er ist als Grenzwert einer Messung aus n Meßwiederholungen (bei Verwendung des Mittelwerts als Meßwert) festgelegt, wobei n beliebig groß werden darf. Ist E(X)-$\bar{x}$ ungleich null, so spricht man von einer „systematischen Meßabweichung". Da der Erwartungswert E(X) ebenso wie der wahre Wert unbekannt ist und i. allg. auch nicht exakt bestimmt werden kann, läßt sich die Richtigkeit nur anhand der Differenz $x_r - \bar{x}$ beurteilen. Dabei ist $\bar{x}$ der Mittelwert der Dabei ist $\bar{x}$ der Mittelwert der Meßreihe des zu prüfenden Tests und x_r ein unter besonders sorgfältigen Bedingungen gewonnener Meßwert des wahren Wertes. x_r heißt „richtiger Wert". Systematische Meßabweichungen können etwa durch technische Fehler in einer Apparatur oder durch fehlerhafte Eichung eines Geräts entstehen. Eine systematische Meßabweichung kann durch eine noch so hohe Anzahl von Meßwiederholungen nicht verkleinert werden.

Präzision bezeichnet den Grad der Übereinstimmung der Meßergebnisse eines Verfahrens, das unter vorgegebenen gleichbleibenden Bedingungen mehrmals wiederholt wurde. Es ist unbedingt erforderlich, jeweils genau die Bedingungen anzugeben, unter denen die Präzision bestimmt wird. Je enger sich die einzelnen Meßwerte um ihren Mittelwert scharen (je kleiner s^2, um so präziser arbeitet ein Verfahren. Die Präzision eines Verfahrens kann prinzipiell durch (u. U. sehr viele) Meßwiederholungen (bei Verwendung des Mittelwerts als Meßwert) beliebig verkleinert werden: Die Präzision des Mittelwerts aus n Meßwiederholungen ergibt sich aus der Präzision der Einzelmessung (s^2) dividiert durch die Wurzel aus der Anzahl der Meßwiederholungen (n).

Die Eingruppierung einer Fehlerursache in systematische Meßabweichung und Präzision kann je nach Anwendung unterschiedlich sein. So ist ein unterschiedlicher Beurteilungsmaßstab durch zwei verschiedene Untersucher zunächst eine systematische Meßabweichung. Wird das Meßverfahren jedoch durch zahlreiche Untersucher eingesetzt und wird zwischen den einzelnen Untersuchern nicht unterschieden, so können sich die einzelnen systematischen Meßabweichungen aufheben und sich insgesamt in einer Verschlechterung der Präzision niederschlagen.

6.4 Bedingungen für Präzisionsangaben

Unter 6.3 wurde darauf hingewiesen, daß jeweils genau die Bedingungen anzugeben sind, unter denen eine Präzisionsbestimmung vorgenommen wurde. Für einige dieser Bedingungen sind eigene Definitionen festgelegt worden. Die eingeschränkteste Bedingung ist die der „Wiederholbarkeit". Mit „Wiederholbarkeit" wird das Ausmaß der Annäherung zwischen Ergebnissen aufeinanderfolgender Messungen bezeichnet, die in kurzen Zeitabständen ausgeführt werden unter

demselben Meßverfahren (Methode),
denselben Anwendungsbedingungen (Umwelt),
demselben Beobachter (Untersucher),
demselben Meßort (Arbeitsplatz),
derselben Meßeinrichtung (Geräte).

Unter dieser Bedingung soll im wesentlichen eine Angabe zur Präzision erreicht werden, die allein technisch bedingt ist. So hat jedes Meßverfahren selbst eine Ungenauigkeit, die etwa bei Laborwerten bereits durch die Nachweisgrenze (analytische Sensitivität) und die Ablesegenauigkeit entstehen muß. Bei bildgebenden Verfahren stellt entsprechend der Nachweisgrenze bei biochemischen Verfahren das Auflösungsvermögen eine derartige Grenze dar. Aber nicht nur technische Größen bestimmen die Präzision eines Verfahrens. Das Ergebnis einer Messung mit einem Verfahren kann etwa vom Untersucher (Inter-observer-Variabilität) abhängen. Unter der Bedingung der Wiederholbarkeit sollen intraindividuelle Veränderungen der

Meßgröße ausgeschlossen werden (kurze Zeitabstände). Auch kann die Meßgröße selbst, evtl. nicht weiter kontrollierbaren, Schwankungen innerhalb eines Patienten (Tag-zu-Tag-Variabilität) unterliegen.

Unter der weniger engen Bedingung der „Vergleichbarkeit" werden diese Einflußgrößen mit in die Angabe der Präzision aufgenommen. Mit „Vergleichbarkeit" wird das Ausmaß der Annäherung zwischen Ergebnissen aufeinanderfolgender Messungen bezeichnet, die mit demselben Meßverfahren ausgeführt werden. Anwendungsbedingungen, Beobachter, Meßort und Meßeinrichtung werden im Gegensatz zu der Bedingung der „Wiederholbarkeit" nicht mehr konstant gehalten. Auch wird die Bedingung der Durchführung der Messungen in kurzen Zeitabständen fallengelassen. Die Begriffe Wiederholbarkeit und Vergleichbarkeit sind eindeutig Bedingungen für Präzisionsangaben. Die folgende Bedingung, die der „Reproduzierbarkeit", ist eine weitergehende Forderung. „Reproduzierbarkeit" beschreibt das Ausmaß der Annäherung zwischen Ergebnissen von Messungen derselben Meßgröße, bei denen zusätzlich zu der Vergleichbarkeit auch noch unterschiedliche (kompatible) Meßverfahren benutzt werden können.

In Tabelle 3 sind die 3 Bedingungen noch einmal zusammengestellt.

Tabelle 3. Untersuchungsbedingungen bei Genauigkeitsbegriffen

Einfluß- größen	Wiederholbar- keit	Vergleichbar- keit	Reproduzierbar- keit
Untersuchungsort (Laboratorium)	Derselbe	Eventuell unterschiedlich	Eventuell unterschiedlich
Zeitabstand (in bzw. zwischen Serien)	Kurz	Eventuell lang	Eventuell lang
Untersucher (Beobachter)	Derselbe	Eventuell unterschiedlich	Eventuell unterschiedlich
Methode (Zähl- bzw. Meßverfahren)	Dieselbe	Dieselbe	Dieselbe (kompatibel)
Gerät (Zähl- bzw. Meßeinrichtung)	Dasselbe	Eventuell unterschiedlich	Eventuell unterschiedlich

6.5 Statistische Methoden

Im letzten Abschnitt wurden Einflußgrößen (Störgrößen) zusammengestellt, die die Präzision eines Verfahrens beeinflussen können. Für die Anwendung eines Verfahrens sollte Klarheit darüber bestehen, welche „Störgrößen" Einfluß auf die Messung haben. Mit Hilfe einer geeigneten Versuchsplanung und statistischer Verfahren ist es möglich, einzelne Einflußgrößen zu bewerten. Aus methodischer Sicht führen derartige Untersuchungen zu der Anwendung sog. linearer Modelle (Varianz- und Regressionsanalyse). Die Theorie dieser Modelle ist erschöpfend behandelt (der interessierte Leser sei auf Searle [60] verwiesen). Sowohl die Planung geeigneter Experimente wie auch deren adäquate Auswertung unter Berücksichtigung der notwendigen Voraussetzungen erfordern jedoch ein hohes Maß an methodischen Grundlagen und praktischer Erfahrung. Eine anwendungsbezogene Einführung ist bei Caulcutt und Boddy [16] gegeben.

Auf eine ausführlichere Diskussion an dieser Stelle wird verzichtet.

6.6 Evaluation von Geräten

Im Rahmen von Phase-1-Studien ist es ein Ziel, Angaben zur Genauigkeit eines Verfahrens zu erhalten. Hierbei bleibt zunächst der Aufwand, der zur Gewinnung des Wertes (zur Messung) notwendig ist, unberücksichtigt. Häufig werden diagnostische Tests mit Hilfe von technischen Geräten durchgeführt. Eine Bewertung des Geräts – unabhängig vom Nutzen des damit erhaltenen Meßwerts – muß ebenfalls vorgenommen werden.

Für die Bewertung von Laborgeräten gibt es bereits eine umfangreiche Literatur sowie Empfehlungen von Fachverbänden wie etwa der „International Federation of Clinical Chemists". Diese Überlegungen sind auf andere Geräte übertragbar. Da eine ausführliche Zusammenstellung der verfügbaren Literatur in dem von Merten et al. [42] herausgegebenen Bd. 4 der INSTAND- Schriftenreihe vorhanden ist, soll hierauf in der folgenden Zusammenstellung nur noch stichwortartig eingegangen werden.

Eine Gerätebewertung sollte auf folgende Punkte (ohne Berücksichtigung finanzieller Aspekte) eingehen :

– Effektivität (Anzahl möglicher Untersuchungen pro Tag),
– Risiko des Verfahren,
– vergleichbare bereits verfügbare Verfahren,
– Anwendung im Notfall,
– Aufwand für die Bedienung des Geräts,
– Aufwand für das Erlernen der Bedienung des Geräts,
– Akzeptanz des Geräts durch den Patienten,
– Zuverlässigkeit, Pflegebedürftigkeit und Sicherheit,
– Aufwand für das Beheben von Störungen,
– Erkennen von Störungen.

Einige der aufgeführten Punkte lassen eine „objektive" Bewertung, etwa durch Führen eines Logbuchs, zu. Hierzu zählt etwa der Zeitaufwand für die Durchführung einer Untersuchung oder die Anzahl der Betriebsstörungen. Dabei ist allerdings zu berücksichtigen, daß diese Werte vom jeweiligen Untersucher und möglicherweise auch vom Patienten abhängen können. Bei einer Gerätebewertung müssen daher ebenfalls „Störgrößen" berücksichtigt werden.

Zur Erhebung einiger Gerätemerkmale sind Befragungen des Bedienungspersonals und der untersuchten Patienten durchzuführen. Die Gestaltung des Fragebogens ist für die Validität dieser Befragungen von großer Bedeutung.

Die Gerätebewertung betrifft den letzten Punkt der Phase-1-Prüfung eines diagnostischen Tests. Es sei zum Abschluß dieses Kapitels noch einmal darauf hingewiesen, daß die Ergebnisse der Phase-1-Prüfungen keinen Schluß auf die Eignung des geprüften Tests als Indikator für eine Erkrankung zulassen.

7 Anwendung des diagnostischen Tests an ausgewählten Probanden (Phase 2)

Die Studien der Phase 1 liefern Ergebnisse zur „Güte" der Messung eines Merkmals. Sie lassen jedoch keine Aussage über dessen Eignung als Indikator für eine Erkrankung zu. Für eine solche Aussage ist die Anwendung des Tests bei Patienten mit bekanntem Krankheitsstatus notwendig. (Unter dem Begriff „Patienten" werden im folgenden auch Personen mit dem Krankheitsstatus „gesund" behandelt.) Solche Untersuchungen sind wiederum Voraussetzung für die kontrollierte diagnostische Studie (Phase 3), die in der konkreten klinischen Entscheidungssituation bei Patienten ohne bekannten Krankheitsstatus durchgeführt werden soll. Die Phase-2-Studie steht in Analogie zu der Untersuchung von Wirkungen eines Arzneimittels bei ausgewählten Patienten, die einer Wirksamkeitsprüfung i. allg. vorauszugehen hat.

In der Phase 2 soll untersucht werden, inwieweit sich die Verteilungen der Meßwerte zwischen verschiedenen Patientengruppen unterscheiden, d. h. ob das untersuchte Merkmal grundsätzlich geeignet erscheint, Patienten mit unterschiedlichem Krankheitsstatus voneinander zu trennen. In diesem Zusammenhang kann gleichzeitig orientierend untersucht werden, in welcher Entscheidungssituation eine weitere Evaluierung vielversprechend erscheint, indem etwa Verteilungen von Patienten verschiedener Krankheitsstadien oder verschiedener Begleiterkrankungen verglichen werden, um festzustellen, zwischen welchen Einzelgruppen eine besonders gute Diskriminationsfähigkeit besteht. Obwohl nicht das primäre Ziel von Phase-2-Studien, können die Testparameter Sensitivität und Spezifität für verschiedene Situationen bestimmt und verglichen werden, um so einen Eindruck von der Variationsbreite und möglicherweise von Einflußfaktoren zu erhalten. Diese verschiedenen Situationen umfassen zum einen die unterschiedlichen Kollektive oder Situationen, die in Phase-2-Studien zum Vergleich der Verteilungen untersucht werden sollen. Zum anderen können innerhalb eines solchen Kollektivs die Testparameter bei verschiedenen Trenngrößen untersucht werden.

7.1 Prüfplan

Für Untersuchungen der Phase 2 soll ein Prüfplan erstellt werden. Dieser soll sich an den Anforderungen für einen Prüfplan der Phase 3 (s. Kap. 8) orientieren, jedoch sind in vielen Fällen die Anforderungen weniger streng zu stellen. Dies betrifft insbesondere die Aufklärung der Patienten: Im Gegensatz zu Phase-3- und Phase-4-Studien werden Patienten in Phase-2-Studien in der Regel nicht in eine experimentelle Situation gebracht. Der zu untersuchende diagnostische Test wird ausschließlich additiv durchgeführt. Da die Diagnose eines in diese Studien eingeschlossenen Patienten vor der Testdurchführung feststeht, hängen vom Ergebnis dieses Tests keine weiteren Entscheidungen ab. Dies bedeutet, daß die Patientenaufklärung sich in der Regel auf die Aufklärung über direkte Risiken der Durchführung des diagnostischen Tests beschränken kann.

7.2 Patientenauswahl

Für Phase-2-Studien werden Patienten oder Probanden ausgewählt, bei denen der Diagnoseprozeß abgeschlossen ist, d. h. die Diagnose (zu verstehen als „temporäre Handlungsanweisung") feststeht. Diese Patienten sollen ein breites Spektrum der verschiedenen Charakteristika umfassen, die bei solchen Patienten von Bedeutung sind, bei denen der zu untersuchende diagnostische Test angewendet werden soll. Solche Charakteristika sind etwa:

Zielkrankheit

Es sollen Patienten untersucht werden, bei denen die abgelaufene Diagnostik zu einer Entscheidung für, wie auch Patienten, bei denen sie zu einer Entscheidung gegen die infragestehende Diagnose geführt hat. Das Spektrum soll bei der Zielkrankheit alle Stadien der Erkrankung umfassen sowie bei Patienten ohne Zielkrankheit solche mit anderen Krankheiten sowie „Gesunde" einschließen. Eine alleinige Untersuchung von (z. B.) jungen, männlichen Probanden (Studenten, Krankenhauspersonal) ist hier nicht ausreichend. Diese Personengruppe stellt in der Regel gerade nicht diejenige dar, für die der Test in irgendeiner Entscheidungssituation angewendet werden würde. Eine solche Selektion führt dann zu einer „Verschiebung" der Meßwertverteilung im Kollektiv „gesund" und damit zu einer Verzerrung mit einer Überschätzung der Diskriminationsfähigkeit des zu evaluierenden Tests.

Begleiterkrankungen

Es sollen Patienten mit verschiedenen Begleitkrankheiten in die Studien eingeschlossen werden. Dabei gilt es insbesondere zwei Aspekte zu untersuchen: Zum einen soll geklärt werden, ob der zu evaluierende Test ausreichend zwischen der Zielkrankheit und den dabei differentialdiagnostisch zu erwägenden „Nachbarkrankheiten" zu differenzieren vermag; zum zweiten ist zu untersuchen, ob die Testergebnisse durch andere Begleiterkrankungen oder Begleitumstände gestört werden (Störgrößen), die mit der durch diesen Test zu treffenden Entscheidung direkt nichts zu tun haben.

Beispiel:
In Phase-2-Studien zur Mammographie als diagnostischer Maßnahme zur Erkennung des Mammakarzinoms wäre zum einen zu prüfen, ob die Mammographie ausreichend zuverlässig zwischen malignen und benignen Veränderungen zu differenzieren vermag. Zum anderen ist zu untersuchen, ob die Ergebnisse z. B. durch das Alter der Frau, den Menopausenstatus oder die Einnahme von Hormonen (Ovulationshemmer) beeinflußt werden.

In vielen Fällen ist es sinnvoll, sich nicht nur auf naheliegende oder gesicherte Einflußfaktoren zu konzentrieren, sondern ein breiteres Spektrum von Begleiterkrankungen einzubeziehen, z. B. dann, wenn laborchemische Parameter evaluiert werden, über deren Organspezifität wenig bekannt oder eine solche nicht gegeben ist.

Einige Einflußfaktoren werden schon im Rahmen von Phase-1-Studien berücksichtigt, etwa wenn alters- und geschlechtsabhängige Referenzbereiche aufgestellt werden. Per definitionem sind jedoch in Messungen zu Referenzbereichen nur Nichtkranke vertreten, so daß Störgrößen bei Erkrankten wie auch Wechselwirkungen zwischen Krankheitsstatus und Testergebnis aus diesen Studien nur eingeschränkt bekannt sind.

Andere diagnostische Tests

Es sollen Patienten eingeschlossen werden, bei denen zur Diagnosestellung unterschiedliche Testverfahren sowie verschiedene Kombinationen von diagnostischen Tests angewendet worden sind. Dies dient dazu, eventuelle Interaktionen zwischen bekannten diagnostischen Verfahren und dem neu zu untersuchenden Test zu klären.

So steht z. B. bei einem neuen Test zur Leberdiagnostik nicht von vornherein fest, für welche Entscheidungssituation er einzusetzen ist, d. h. auf welcher Stufe der Diagnostik er zu dem größten Informationsgewinn führen könnte. Es ist denkbar, daß der Test bei Patienten mit wahrscheinlicher Zirrhose vor einer Leberpunktion keine neuen Informationen liefert, dagegen gut zur Differentialdiagnose bei diffusen Oberbauchschmerzen geeignet ist, weil das Ergebnis den entscheidenden Hinweis liefert. Um Hinweise hierauf zu erhalten, müssen Patienten in verschiedenen Phasen des diagnostischen Prozesses, das bedeutet mit unterschiedlichen vorher durchgeführten diagnostischen Tests, in Phase-2-Studien eingeschlossen werden.

7.3 Ziel und Interpretation

Für die in die Phase 2 eingeschlossenen Patienten wird die gestellte Diagnose mit dem Ergebnis des zu evaluierenden diagnostischen Tests verglichen. Um einen unverzerrten „Vergleich" zu ermöglichen, muß der Test bezüglich der gestellten Diagnose „blind" beurteilt worden sein. Weiterhin sollte der neue Test in engem zeitlichen Zusammenhang zu der Diagnosestellung durchgeführt werden. Da der Einschluß eines Patienten in die Phase-2-Studie von der Diagnosestellung abhängt, ist die Durchführung des zu evaluierenden diagnostischen Tests in der Regel erst nach Diagnosestellung möglich. Der Test muß also zusätzlich durchgeführt werden. Nur in speziellen Ausnahmefällen ist es denkbar, auf ein während des Diagnoseprozesses erhobenes Testergebnis zurückzugreifen. Ein solches Vorgehen birgt jedoch erhebliche Probleme in sich, da damit das Ergebnis des zu evaluierenden Tests in die Diagnosestellung eingeflossen ist und kein unverzerrter Vergleich zwischen Diagnose und Test mehr möglich ist.

Nach Beendigung der Phase-2-Studie(n) liegen Schätzungen zu den Merkmalsverteilungen an ausgesuchten Gruppen von Probanden bzw. Patienten vor. Ein Vergleich der Verteilungen erlaubt es abzuschätzen, ob überhaupt eine sinnvolle Trenngröße existiert, wobei die Krankheitsprävalenz meist nicht mit einer klinischen Anwendungssituation vergleichbar ist. Bei quantitativen Parametern läßt sich aus den Schätzungen der Dichtefunktionen eine empirische ROC-Kurve erstellen. Hieraus können Kriterien zur Festlegung der Trenngröße für die Anwendung des Tests in einer speziellen klinischen Situation gewonnen werden. Rückschlüsse auf eine allgemeine Anwendbarkeit des diagnostischen Verfahrens können in diesem Stadium noch nicht erfolgen. Ziel solcher Studien kann es nicht sein, einen bestimmten „cut-off point" festzulegen oder sogar prädiktive Werte abzuschätzen, sondern im Rahmen des gesamten Evaluierungsverfahrens die Notwendigkeit weiterer Studien (Phase 3) zu begründen oder auf zusätzliche Arbeiten zu verzichten, falls der Test bereits in diesem Stadium nicht ausreichend valide ist. Phase-2-Studien stellen somit Voruntersuchungen dar, die dazu dienen, die Vertretbarkeit weiterführender Untersuchungen zu belegen oder abzulehnen.

8 Die kontrollierte diagnostische Studie (Phase 3)

Studien zur Phase 3 der Evaluierung diagnostischer Verfahren bauen auf den Ergebnissen der Phasen 1 und 2 auf. Nachdem in der Phase 2 die grundsätzliche Eignung eines Laborparameters, eines neuen apparativen Verfahrens oder einer speziellen klinischen Beobachtung als diagnostische Maßnahme untersucht wurde, findet in der Phase 3 die eigentliche Evaluierung einer solchen Methode statt.

8.1 Grundsätzliche Probleme

Die zu prüfenden Testparameter Sensitivität und Spezifität sind keine Konstanten. Sie sind vielmehr situationsabhängig. Ein grundsätzliches Problem der Evaluierung diagnostischer Tests besteht daher darin, daß Ergebnisse, die in einer speziellen klinischen Situation gewonnen wurden, nicht ohne weiteres auf andere Situationen übertragen werden können.

In Therapieprüfungen der Phase 3 soll primär nur die Frage nach dem Vorhandensein, nicht nach dem Ausmaß eines Effekts beantwortet werden, um eine Ja/nein-Entscheidung zu ermöglichen. Im allgemeinen sollen dagegen in diagnostischen Studien Schätzungen zur Größe der diagnostischen Parameter ermittelt werden, obwohl sich auch diese Studien als Prüfungen konzipieren ließen ([58]; s. 8.6). Schätzungen der Testparameter hängen jedoch in erheblicher Weise von der Zusammensetzung der untersuchten Patientengruppe ab. Der Unterschied in der Zusammensetzung bezieht sich zum einen auf die tatsächlich erkrankten Patienten, wo unterschiedliche Stadien oder Schweregrade die Sensitivität eines diagnostischen Tests verändern können. Sie bezieht sich aber in ähnlicher Weise auf die nicht erkrankte Gruppe, weil hier Patienten mit unterschiedlichen Begleiterkrankungen die Spezifität beeinflussen können. Diese Unterschiede der Testparameter in verschiedenen medizinischen Anwendungsbereichen sind nur eingeschränkt vorhersehbar. So werden sich Sensitivität und Spezifität häufig gegensinnig verändern, können aber durchaus auch konstant bleiben oder sich gleichsinnig in eine Richtung entwickeln. Aus diesen Überlegungen folgt, daß diagnostische Tests grundsätzlich nur für eine spezifische klinische Anwendungssituation evaluiert werden können.

Die Notwendigkeit einer diagnostischen Studie der Phase 3 ergibt sich daraus, daß Unklarheit über die Aussagekraft eines diagnostischen Tests, möglicherweise eingeschränkt auf eine spezifische Situation, besteht. Hieraus folgt, und nur dann ist eine kontrollierte diagnostische Studie sinnvoll durchführbar, daß der zu evaluierende diagnostische Test zur Diagnosestellung des Patienten (noch) entbehrlich ist. In einer solchen Studie muß nämlich die Diagnose gerade *ohne* Kenntnis des zu evaluierenden diagnostischen Tests gestellt werden (s. unten).

Der Durchführung einer kontrollierten diagnostischen Studie muß ein Prüfplan (Studienprotokoll) wie unter 5.2 beschrieben zugrunde liegen, dessen Bestandteile für Phase-3-Studien im folgenden dargestellt werden.

8.2 Begründung der Prüfung

Die Notwendigkeit einer klinischen Prüfung muß begründet sein. Dazu wird der theoretische Hintergrund einer Anwendung des zu prüfenden Tests vermittelt, bisherige Untersuchungsergebnisse (Phasen 1 und 2) werden vorgestellt und es wird dargelegt,

– daß der zu untersuchende Test insgesamt bisher nur unzureichend evaluiert worden ist bzw.
– daß er in einer speziellen klinischen Situation bisher nicht oder nicht ausreichend evaluiert wurde.

8.3 Beschreibung des zu prüfenden Tests

Im Prüfplan muß der zu untersuchende diagnostische Test exakt beschrieben werden. Dies umfaßt etwa eine Darstellung der analytischen Methodik bei klinisch-chemischen Messungen, eine technische Beschreibung von Geräten (z. B. bildgebende Verfahren) oder eine genaue Beschreibung der Vorgehensweise bei der Evaluierung von sog. „weichen Daten" (subjektive Äußerungen von Patienten z. B. über klinische Symptome oder Befunde der klinischen Untersuchung eines Patienten). Wird eine Kombination von Tests untersucht, so wird angegeben, ob diese gleichzeitig oder in Folge durchgeführt werden sollen. Dabei ist die Entscheidungsregel, nach der Kombinationen von Einzelergebnissen als positive oder negative Testergebnisse angesehen werden sollen, genau festzulegen (z. B. alle Tests positiv oder mindestens ein positiver Test, sog. BTP-Fälle („believe the positive"). Bei serieller Anwendung von Einzeltests – Kombination oder Wiederholung – ist festzulegen, ob diese jeweils in Abhängigkeit der Ergebnisse eines oder mehrerer vorheriger Tests bedingt durchzuführen sind. Diese Bedingungen werden genau beschrieben.

Ähnlich wie der zu untersuchende Test wird das Verfahren, das als „golden standard" (Außenkriterium) verwendet wird, beschrieben. Bei allen Patienten, die an der diagnostischen Studie teilnehmen, muß der tatsächliche Krankheitsstatus ermittelt werden, da dieser mit dem Ergebnis des diagnostischen Tests verglichen werden soll. Diese Diagnosesicherung sollte mit Hilfe des bestmöglichen Verfahrens erfolgen. Bestmöglich bedeutet, daß mindestens die Sicherheit einer Diagnose angestrebt werden muß, die in der Klinik z. B. zur Einleitung einer Therapie, als notwendig angesehen wird. Für die Erfordernisse einer diagnostischen Studie kann es als notwendig angesehen werden, einen höheren Grad an Sicherheit anzustreben. Dies kann jedoch nicht so weit gehen, daß z. B. Patienten zur histologischen Sicherung einer Diagnose operiert werden, wenn dies nicht auch in der klinischen Situation als notwendig angesehen würde. In jedem Fall sollte, soweit dies möglich ist, z. B. aus Literaturangaben die Sensitivität des gewählten Außenkriteriums angegeben werden, damit eine Information über die Zuverlässigkeit der gestellten Diagnose vorhanden ist.

Weiterhin wird die Krankheit definiert, die mit Hilfe des zu untersuchenden Tests diagnostiziert werden soll. Diese Definition soll eine Angabe zum Schweregrad (Stadieneinteilung) enthalten. Da eine Diagnose als „temporäre Handlungsanweisung" verstanden werden kann (s. 1.6), kann als Ziel des Tests auch das Herbeiführen einer therapeutischen Entscheidung ohne endgültige Krankheitskenntnis definiert werden. Dabei wird festzulegen sein, was als „richtige" Entscheidung anzusehen ist.

8.4 Prüfdesign

Eine zentrale, bei der Planung zu berücksichtigende Forderung bei der Evaluierung diagnostischer Tests ist die wechselseitige Blindheit der Untersucher. Dies bedeutet, daß einerseits die Personen, die mit der Auswertung und Interpretation des zu evaluierenden diagnostischen Tests befaßt sind, keine Angaben über das Ergebnis des „Golden-standard"-Tests des Patienten erhalten dürfen. Zahlreiche Beispiele zeigen, daß die Kenntnis der Diagnose des Patienten die Interpretation der Testergebnisse beeinflußt [29].

Da sich weiterhin aus einer Reihe klinischer Informationen über einen Patienten bestimmte Annahmen über die richtige Diagnose des Patienten ableiten lassen, sollten auch diese klinischen Informationen den Auswertern des Tests nicht gegeben werden. Nur in diesem Fall ist eine Aussage über den diagnostischen Wert des Testinstrumentes allein gewährleistet. Neben der Notwendigkeit, für bestimmte diagnostische Tests unentbehrliche Informationen zu liefern (Geschlecht bei Hormonuntersuchungen, Menopausenstatus bei Mammographie), könnte es in bestimmten Fällen dennoch sinnvoll sein, weitere klinische Informationen zur Verfügung zu stellen. In diesem Falle muß jedoch in der Fragestellung und im Studienprotokoll klar dargelegt werden, unter welchen Vorbedingungen, nämlich mit welchen hinweisenden oder möglicherweise irreführenden Zusatzinformationen, die Aussagekraft des diagnostischen Tests geprüft werden soll.

Andererseits muß die Diagnosesicherung („golden standard") ohne Kenntnis des Ergebnisses des zu evaluierenden diagnostischen Tests durchgeführt werden. Auch hier sind subjektive Einflüsse zu erwarten (s. Kap. 10).

Es muß für jede diagnostische Studie geprüft werden, wie groß die Zeitspanne zwischen Durchführung des zu untersuchenden Tests und „golden standard" höchstens sein darf. Dies hängt davon ab, ob kurzfristige (spontane oder durch eine der beiden Maßnahmen bedingte) Änderungen des Krankheitszustands zu erwarten sind, die einen Vergleich zwischen Testergebnis und Diagnose verfälschen. In der Regel sollte der zeitliche Abstand so kurz wie möglich sein.

Beispiel:
In einer Untersuchung zur Eignung des Fructosamintests für das Diabetesscreening bei Schwangeren [55] lagen zwischen Durchführung dieses Tests und des „golden-standards" (hier Nüchternblutzucker) z. T. mehr als 4 bis zu maximal 8 Wochen. Wegen der kurzfristigen Schwankungen des Blutzuckers läßt sich bei solchen Zeitspannen keine Aussage über eine Übereinstimmung der beiden Methoden machen.

Um Zeiteffekte zu vermeiden, die z. B. dadurch entstehen können, daß der „golden standard" immer *nach* dem zu evaluierenden Test durchgeführt wird, sollte eine Randomisierung bezüglich der Reihenfolge der beiden Maßnahmen erwogen werden.

Eine zweite wesentliche Forderung ist, daß der Ausfall des zu evaluierenden diagnostischen Tests die Indikation zur Diagnosesicherung nicht beeinflussen darf. Das verbindliche Protokoll der Diagnosesicherung muß für alle Patienten in gleicher Weise gelten. Diese Forderung läßt sich am einfachsten dadurch realisieren, daß das Ergebnis des zu evaluierenden diagnostischen Tests dem Patienten und dem behandelnden Arzt bzw. den Ärzten, die die Diagnosesicherung durchführen, nicht bekannt gemacht wird. In allen anderen Fällen sind besondere Maßnahmen zur Einhaltung dieser Forderung nötig. In retrospektiven Erhebungen ist die durch eine spezifische Auswahl der Patienten zur Diagnosesicherung auftretende Verzerrung (Verifikationsbias; s. Kap. 10) in der Regel nicht zu kontrollieren und führt dazu, daß solche Erhebungen zur Evaluierung diagnostischer Tests nicht aussagefähig sind.

Ebenso wie beim Einschluß der Patienten (s. unten), kann es u. U. schwierig sein, alle Patienten der Studie den Maßnahmen zur Diagnosesicherung zu unterziehen. Dieses gilt in besonderem Maße für Screeningsituationen, wo eine eigentliche Indikation zur Durchführung einer Diagnostik überhaupt nicht besteht. Außerdem ergeben sich in diesen Situationen häufig sehr große Patientenzahlen, deren Nachuntersuchung an nicht ausreichenden Ressourcen scheitert. In jedem Fall kann eine Beschränkung der Diagnosesicherung auf einen repräsentativen Teil der Patienten in der Studie erfolgen. Die Repräsentativität kann nur dann gesichert werden, wenn sich die Auswahl dieser Patienten nicht auf spezifische Selektionsmechanismen stützt, sondern durch Randomisierung erfolgt. Nur so wird ein repräsentativer Teil der Patienten zur Diagnosesicherung ausgewählt und die in dieser Gruppe erhobenen Befunde können auf die Gesamtgruppe übertragen werden.

Eine diagnostische Studie der Phase 3 wird in der Regel in einer Situation durchgeführt, in der der tatsächliche Krankheitsstatus des Patienten (krank bzw. nicht krank) zu Beginn der Studie noch nicht bekannt ist. Dies entspricht genau der Situation, in der der diagnostische Test in der klinischen Routine auch angewendet werden würde. In bestimmten Ausnahmefällen, insbesondere bei chronisch-stationären Erkrankungen, kann es sinnvoll sein, diagnostische Tests auch bei bereits Erkrankten zu evaluieren, um die Ergebnisse auf die Situation der Erstdiagnostik zu übertragen. In allen solchen Fällen ist jedoch auf Selektionsverzerrungen besonders zu achten. Es ist in der Regel eben nicht möglich, die Aussagekraft von diagnostischen Tests, wie sie an bekannt sicher Erkrankten beobachtet wurde, auf die Erstdiagnostik zu übertragen.

8.5 Einschluß der Patienten und Methodik der Auswahl

Die klinische Situation, in der der diagnostische Test evaluiert werden soll, soll möglichst der Situation entsprechen, in der der diagnostische Test in der klinischen Routine angewendet werden soll bzw. bei schon eingeführten Tests angewendet wird. Als entscheidendes Einschlußkriterium für Patienten in die Studie wird dann festgelegt, daß bei diesen die Zielkrankheit in Frage steht und der diagnostische Test zur weiteren Klärung beitragen könnte. Einschränkungen der Einschlußkriterien auf bestimmte Patientengruppen (Alter, Geschlecht, andere klinische Parameter) können vorgenommen werden, sind jedoch häufig nicht notwendig oder sogar nicht sinnvoll. Sind die Einschlußkriterien (also insbesondere die Indikation zur Durchführung des diagnostischen Tests usw.) erfüllt, so sollten, um Selektionseffekte zu vermeiden, nur schwerwiegende Gründe zum Ausschluß des Patienten führen. Diese könnten z. B. darin liegen, daß der Patient in einem klinisch so schlechten Zustand ist, daß die Durchführung des diagnostischen Tests oder auch des „golden standards" nicht möglich erscheint. Weiterhin ist es denkbar, daß bei akut gefährdeten Patienten ein zeitaufwendiger Test nicht durchgeführt werden kann.

Es kann bei Diagnosestudien – insbesondere wegen der weit gefaßten Einschlußkriterien – häufiger das Problem auftreten, daß die apparativen, personellen oder finanziellen Möglichkeiten nicht ausreichen, alle Patienten, die die Einschlußkriterien erfüllen, in eine Evaluationsstudie einzuschließen. Die Auswahl der Patienten für die Studie soll in solchen Fällen randomisiert erfolgen. Dies ist deshalb erforderlich, weil bei der Auswahl nach speziellen Selektionskriterien keine Rückschlüsse mehr auf die gesamte Population dieser speziellen klinischen Situation erfolgen können, sondern nur noch Aussagen über die ausgewählte Studiengruppe möglich sind.

8.6 Patientenzahl

Der Stichprobenumfang einer klinischen Studie ist zu begründen. In solche Prüfungen können, z. B. aus ethischen, zeitlichen oder Kapazitätsgründen, nicht beliebig viele Patienten eingeschlossen werden. Deshalb ist es notwendig, Überlegungen anzustellen, die zu der minimalen Zahl von Patienten führen, mit der eine konfirmatorisch-statistische Aussage möglich ist. Konfirmatorisch in diesem Zusammenhang bedeutet, daß die Irrtumswahrscheinlichkeiten der mit Hilfe der Studienergebnisse getroffenen Aussagen angegeben werden können.

In der Regel wird für die in der Studie bestimmten Testparameter ein Konfidenzintervall angegeben, das beschreibt, welchen Bereich das Ergebnis mit einer vorgegebenen Wahrscheinlichkeit überdeckt. Bei gegebener Wahrscheinlichkeit (z. B. 95%) hängt die Breite dieses Intervalls ganz wesentlich vom Stichprobenumfang ab. Je „genauer" oder „sicherer" die Bestimmung eines bestimmten Testparameters sein soll, was als Interpretation eines schmalen Konfidenzintervalls aufgefaßt werden kann, desto größer muß das untersuchte Kollektiv sein.

Eine andere Möglichkeit der Aussage einer diagnostischen Studie besteht darin, festzustellen, ob ein Testparameter innerhalb eines bestimmten vorgegebenen Bereiches liegt oder nicht. So geplante Studien würden ein statistisches Testproblem beinhalten, wie es auch von anderen konfirmatorischen Studien (z. B. Therapieprüfungen) allgemein bekannt ist.

Die Aussage solcher Studien, in denen ein klinisch wichtiger, wünschenswerter oder interessanter Wert eines Parameters vorgegeben und geprüft wird, ist möglicherweise von größerer praktischer Relevanz als die von – wenn auch präzisen – Schätzungen. So ist es kaum sinnvoll, Tests mit einer Sensitivität unter 50% klinisch einzusetzen, oder in Screeninguntersuchungen Tests mit einer Spezifität unter 95% zu verwenden. Insbesondere ist man aber hier schon bei der Planung der Studie gefordert, sich über die Kriterien der Entscheidung über die Brauchbarkeit des Tests Gedanken zu machen.

Grundsätzlich können für solche Vorgaben auch zusammengesetzte Maße wie der prädiktive Faktor verwendet werden.

In der Studie wäre dann zu prüfen, ob der Testparameter in dem geforderten Bereich (z. B. Spezifität größer als 95%) liegt oder außerhalb (in diesem Fall darunter). Auch hier wird mit dem Wunsch oder der Notwendigkeit nach einer Aussage mit möglichst kleiner Irrtumswahrscheinlichkeit die notwendige Patientenzahl ansteigen. Konkrete Verfahren zur Bestimmung von notwendigen Stichprobenumfängen wurden von Linnet [37] und Schäfer [58] angegeben.

8.7 Einverständnis

Die Patienten müssen entsprechend den Richtlinien der Deklaration von Helsinki für klinisch-experimentelle Untersuchungen über den Charakter der Studie aufgeklärt werden und sollen ihr Einverständnis zum Einschluß in die Studie geben. Die Patienten sind besonders sorgfältig darüber aufzuklären, daß bei ihnen eine diagnostische Maßnahme durchgeführt wird, die nicht zu einer Entscheidung über die Diagnose herangezogen werden kann, weil über ihre Aussagekraft keine Informationen bzw. große Unsicherheiten bestehen. Dem Patienten wird das Ergebnis des Tests auch nicht vor Ende der Diagnosesicherung mitgeteilt. Wenn vorgesehen, sollen die Patienten darüber aufgeklärt werden, daß ein durch Zufall bestimmter Teil von ihnen den Verfahren zur Diagnosesicherung unterzogen werden wird.

8.8 Randomisierungsverfahren

In den Studien der Phase 3 kann an 2 Stellen die Auswahl eines Teils der Patienten sinnvoll oder notwendig sein. Damit jeweils die Aussagen aus diesem Teilkollektiv auf das Gesamtkollektiv übertragbar sind, muß die Auswahl ohne spezifische Selektion, also durch ein Zufallsverfahren erfolgen. Zunächst muß dazu die Quote der ausgewählten Patienten festgelegt werden. Diese Quote hängt einerseits von der Größe der Zielgruppe, andererseits von den zur Verfügung stehenden Kapazitäten innerhalb der Studie ab. Unter Berücksichtigung dieser Quoten wird vor Studienbeginn eine Randomisierungsliste erstellt, die während der Studie die fortlaufende, unselektierte Zuweisung der Patienten in die untersuchte und die nicht untersuchte Gruppe sicherstellt. Können also etwa aus Kapazitätsgründen 25% der Patienten einer gastroenteroenterlogischen Ambulanz in eine Studie zur Evaluierung der Sonographie eingeschlossen werden, so ist eine Randomisierungsliste so zu erstellen, daß in zufälliger, d. h. unvorhersehbarer Reihenfolge 1/4 der Patienten der sonographischen Studie zugewiesen wird. Die Randomisierungs„einheit" kann dabei der einzelne Patient sein, es ist jedoch auch denkbar, daß tageweise randomisiert wird, also alle Patienten bestimmter Tage in die Studie eingeschleust werden. Für die Studienpatienten findet das gleiche Vorgehen bei der Auswahl zur „Golden-standard"-Diagnostik Anwendung.

Ebenso kann randomisiert entschieden werden, in welcher Reihenfolge bei einem Patienten der zu evaluierende Test und die „Golden standard"-Diagnostik durchgeführt werden.

8.9 Standardisierung der Meßverfahren

Alle in einer Phase-3-Studie verwendeten Meßverfahren müssen standardisiert sein. Zum Teil wird dies für den zu untersuchenden diagnostischen Test bereits in Phase-1-Studien erfolgt sein, jedoch ist eine Standardisierung auch für die „Golden-standard"-Diagnostik erforderlich. Insbesondere bei subjektiv erhobenen Merkmalen (Anamnese, Klinische Untersuchung) muß das Vorgehen für alle an der Studie Beteiligten (Ärzte, medizinisches Hilfspersonal) einheitlich festgelegt werden und insbesondere die Abgrenzung zwischen „normal" und „pathologisch" ist sorgfältig zu definieren.

Als „golden standard" ist in vielen Fällen ein Expertenurteil z. B. anhand der klinischen Dokumentation möglich (siehe z. B. [3]). Neben der Blindheit ist aber auch hier sicherzustellen, daß mindestens Anhaltspunkte zur Beurteilung festgelegt werden, insbesondere wenn mehrere Experten beteiligt sind. In solchen Fällen, in denen mehrere Experten einzeln verschiedene Patienten beurteilen, ist eine „expertenbalancierte" Zuteilung der Patienten anzustreben.

Bei multizentrischen Studien ist besonders auf eine einheitliche Standardisierung der verwendeten Verfahren zwischen den Zentren zu achten.

8.10 Ermittlung und Dokumentation von Komplikationen

Im Prüfplan der diagnostischen Studie soll festgelegt werden, in welcher Weise Komplikationen im Studienablauf erfaßt werden. Eine sorgfältige Dokumentation dieser Ereignisse muß angestrebt werden. Dabei sind (u. U. wiederholte) standardisierte Abfragen einer Spontanmeldung solcher Ereignisse unbedingt vorzuziehen.

8.11 Beschreibung des Prüfungsablaufs

In einem speziellen Teil des Prüfplans ist der genaue Ablauf der Prüfung sorgfältig zu beschreiben. Unter Umständen sind konkrete Zeitvorgaben (z. B. über den Abstand zwischen diagnostischem Test und „Golden-standard"-Diagnostik) zu machen. In dieser Aufstellung ist auch sorgfältig festzulegen, was bei Komplikationen oder bei anderen unvorhergesehenen Ereignissen zu geschehen hat.

Es soll für jeden in die Studie aufgenommenen Patienten ein Dokumentationsbogen (möglichst in mehreren Kopien oder Durchschlägen) vorliegen, in dem für diesen Patienten der genaue Ablauf der Prüfung standardisiert dokumentiert wird.

8.12 Abbruchkriterien

Der Prüfplan soll Entscheidungsregeln enthalten, nach denen die Prüfung für einen einzelnen Patienten, z. B. beim Auftreten von Komplikationen, bei Ablehnung durch den Patienten oder aus anderen Gründen erfolgen kann. Da durch einzelne Studienabbrecher (sog. „drop-outs") wesentliche Verzerrungen eingeführt werden können, sollte ein Abbruch ohne die vorher festgelegten Begründungen unterbleiben. Bei diagnostischen Studien kann der Abbruch insbesondere dann eine Rolle spielen, wenn die Feststellung des Krankheitsstatus nur durch eine längere Beobachtung des Patienten möglich ist. Besonders in solchen Fällen kann eine höhere Drop-out-Rate die gesamte Studie gefährden.

Ebenso wie für den Studienabbruch des einzelnen Patienten sollten Kriterien für das Vorgehen beim Abbruch der gesamten Studie genau festgelegt werden. Besonders bei länger andauernden Studien kann sich z. B. durch neue Erkenntnisse die Notwendigkeit zu einem solchen Abbruch ergeben. Andererseits sollte auch durch entsprechende Maßnahmen (Zwischenauswertung) sichergestellt werden, daß die Studie bei besonders eklatanten Ergebnissen in erwünschter oder unerwünschter Richtung vorzeitig beendet werden kann.

8.13 Verschiedenes

Der Prüfplan sollte weiterhin eine Reihe von eher technischen Festlegungen enthalten:

a) Die Gesamtdauer der Prüfung sowie die Beobachtungsdauer eines einzelnen Patienten soll festgelegt werden.
b) Bibliographische Quellen über Vorinformationen, wie auch z. B. über die Sensitivität des „golden-standards" sollten angegeben werden.
c) Es soll festgelegt sein, daß ein eventueller Sponsor selbst höchstens mit der technischen Organisation der Studie befaßt ist. Er soll keinen Einfluß auf den inhaltlichen Verlauf der Studie, insbesondere auf deren Abbruch nehmen können. Am günstigsten wird für alle evtl. auftretenden inhaltlichen Fragen während des Studienablaufes ein unabhängiges (Beobachter)gremium gebildet.

8.14 Darstellung und Publikation

Die Originaldaten sollen z. B. in Form einer Vierfeldertafel so dargestellt werden, daß die Ergebnisse, hier z. B. die Schätzung der Testparameter, nachvollzogen werden kann. Wenn nur Teile der testpositiven und/oder testnegativen Gruppe der Diagnosesicherung zugeführt worden sind, müssen – unter der Voraussetzung der Repräsentativität – die in diesen Teilgruppen erhobenen Ergebnisse vor einem Vergleich auf die Gesamtgruppen übertragen werden.

Es soll im Prüfplan explizit festgelegt werden, daß die Ergebnisse der Studie auch bei ungünstigem Ausfall publiziert werden. Weiterhin sollten die Verantwortung für die Publikation, die Autorenrechte, der Zeitpunkt der Publikation sowie der Zeitpunkt und die Bedingungen der Freigabe der Daten für weitere Auswertungen festgelegt werden.

9 Wirksamkeitsprüfung diagnostischer Tests (Phase 4)

9.1 Therapeutischer Nutzen eines Tests

In Phase-1- bis Phase-3-Studien werden einzelne Eigenschaften des diagnostischen Tests untersucht. Diese betreffen in Phase-1-Studien etwa biochemische Kenngrößen (z. B. analytische Sensitivität), in Phase-3-Studien diagnostische Kenngrößen (Sensitivität und Spezifität) des Tests bei bestimmten Patientengruppen. Diese Kenngrößen lassen eine Bewertung des diagnostischen Tests zu. Ob diese Eigenschaften jedoch dazu führen, daß Patienten, bei denen dieser Test eingesetzt wird, einen (therapeutischen) Nutzen von dessen Anwendung erhalten, wird in diesen Phasen nicht untersucht. Mit Phase-4-Studien sollen Aussagen zum therapeutischen Nutzen gewonnen werden.

9.2 Zielsetzung von Wirksamkeitsprüfungen

Bevor auf Phase-4-Studien zur Evaluierung diagnostischer Maßnahmen eingegangen wird, sollen zunächst Parallelen zu Studien im Bereich der Arzneimittelprüfung und der Epidemiologie aufgezeigt werden. Hieraus resultieren dann auch prinzipielle Überlegungen zu Studiendesigns.

Bei der Prüfung von Arzneimitteln wird unterschieden zwischen Prüfungen zu Wirkungen (Phase 1/2) und Prüfungen zur Wirksamkeit (Phase 3). Untersuchungen zu Wirkungen auf Organsysteme können sowohl an gesunden Probanden wie auch an Patienten mit unterschiedlichen Erkrankungen vorgenommen werden. Häufig werden diese Wirkungen durch Laborparameter beschrieben. Aussagen zur Wirksamkeit beziehen sich immer auf Patienten mit einer Erkrankung (Indikationsgebiet des Arzneimittels). Sie betreffen den therapeutischen Nutzen, der den Patienten durch die Verabreichung des Arzneimittels zuteil wird. So ist etwa bei Patienten mit arterieller Verschlußkrankheit (Fontaine-Stadium II) die Gehstrecke ein akzeptiertes Wirksamkeitskriterium. Für Arzneimittel, für die das Indikationsgebiet „arterielle Verschlußkrankheit" beansprucht wird, muß nachgewiesen werden, daß hiermit bei Patienten mit arterieller Verschlußkrankheit eine Verbesserung der Gehstrecke zu erzielen ist.

Eine Übertragung dieser Prüfweise auf diagnostische Tests bedeutet, daß Wirkungen des diagnostischen Tests durch die in Phase 1 – Phase 3 beschriebenen Parameter untersucht sind. Der „therapeutische Nutzen" eines diagnostischen Tests für den Patienten läßt sich hieraus ebenso wie bei Arzneimitteln nur über Analogieschlüsse ableiten. Selbst bei einem Test mit 100 % Sensitivität und Spezifität müßte zumindest sichergestellt sein, daß eine wirksame Therapie vorhanden ist. Ansonsten hat die sichere Entdeckung einer Erkrankung für den Patienten keinen Nutzen.

Bei epidemiologischen Studien werden anstelle von diagnostischen Tests Risikofaktoren untersucht. Beispiele für Risikofaktoren für kardiovaskuläre Erkrankungen sind etwa „erhöhter Blutdruck" und „erhöhtes Cholesterin". Aus der Tatsache, daß Probanden mit erhöhtem Blutdruck (oder erhöhtem Cholesterin) ein erhöhtes Risiko für kardiovaskuläre Ereignisse (z. B. Herzinfarkt) besitzen, wie dies etwa seit langem aus der Framingham-Studie bekannt ist, kann nicht unmittelbar abgeleitet werden, daß die medikamentöse Senkung des Blutdrucks (Wirkung) zu einer Reduktion des Herzinfarktrisikos (Wirksamkeit) führt. Dieser Nachweis wurde für den erhöhten Blutdruck sehr viel später in sog. Interventionsstudien (etwa die Timololstudie) erbracht.

Im Rahmen der Arzneimittelprüfung ist ein Verzicht auf Wirksamkeitsprüfungen nur in sehr wenigen Indikationsgebieten akzeptiert (Kausaltherapie bei Avitaminosen). Im Bereich der Epidemiologie werden Empfehlungen etwa für die Änderung von Lebensgewohnheiten z. T. allein aufgrund der Kenntnis eines Risikofaktors gegeben. Interventionsstudien werden jedoch angestrebt. Für diagnostische Tests wurden derartige Studien bisher nur selten durchgeführt, obwohl die Basis für Analogieschlüsse meist nicht besser als bei Risikofaktoren ist.

Wirksamkeitskriterien für einen diagnostischen Test könnten etwa sein

1. die Überlebenszeit oder Lebensqualität für einen Krebsfrüherkennungstest,
2. die Herzinfarktinzidenz für einen Test auf koronare Herzkrankheit.

9.3 Grundforderungen für Vergleichbarkeit

Die Evaluation eines diagnostischen Tests in der Phase 4 muß aus methodischer Sicht gemäß den für die Planung und Durchführung von Arzneimittelprüfungen der Phase 3 bzw. Interventionsstudien geltenden Grundanforderungen erfolgen.

Grundlage jedes empirischen Erkenntnisgewinns bildet der Vergleich. Prinzipiell muß also auch bei einer Evaluationsstudie eine vergleichbare Kontrollgruppe mitgeführt werden. Die Forderung nach einer vergleichbaren Kontrollgruppe hat insbesondere zur Folge, daß die Evaluation eines diagnostischen Tests nur mit einer prospektiven Studie möglich ist. „Vorher-Nachher-Vergleiche" allein innerhalb einer Gruppe, bei der der diagnostische Test eingesetzt wurde, können nicht den Nachweis des therapeutischen Nutzens des diagnostischen Tests erbringen.

Die beiden Grundforderungen für eine Vergleichbarkeit der beiden Gruppen sind:

a) Gleichheit der Behandlungsgruppen (Strukturgleichheit) und
b) Gleichheit der Beurteilungsbedingungen (Beobachtungsgleichheit).

Diese beiden Grundforderungen werden bei Arzneimittelprüfungen durch die zufällige Zuteilung der Patienten zu einer Behandlungsgruppe (Randomisierung) und meist durch eine doppelblinde Studienführung erfüllt. Bei Interventionsstudien, bei denen eine nicht medikamentöse Behandlung (etwa Ernährungsberatung) geprüft wird, ist eine doppelblinde Studienführung i. allg. nicht möglich. Auf die Zufallszuteilung darf allerdings nicht verzichtet werden. Es wird dann meist eine Telefonrandomisierung durch eine unabhängige Stelle, etwa die Datenzentrale, durchgeführt. Auch bei der Evaluation eines diagnostischen Tests muß grundsätzlich eine Zufallszuteilung zu einer Gruppe, bei der der Test eingesetzt wird, und einer Gruppe, bei der er nicht eingesetzt wird, durchgeführt werden. Eine doppelblinde Studienführung wird i. allg. nicht möglich sein. Dies kann die Beobachtungsgleichheit für beide Gruppen gefährden. Bei Studien zur Evaluierung eines diagnostischen Tests ist für die Sicherstellung der Beobachtungsgleichheit daher besonders Sorge zu tragen. Auf die Möglichkeit der Durchführung einer Telefonrandomisierung wurde bereits hingewiesen.

Aus den beiden Grundforderungen a) und b) ergeben sich für ein Prüfdesign zur Evaluation eines diagnostischen Verfahrens die beiden grundlegenden Anforderungen:

1. Die Zuordnung zur Gruppe der Patienten, bei denen das diagnostische Verfahren eingesetzt wird (Interventionsgruppe) und derjenigen Gruppe, bei der es nicht eingesetzt wird (Kontrollgruppe), muß grundsätzlich zufällig erfolgen.
2. Es muß sichergestellt werden, daß die Beurteilung des Zielkriteriums unabhängig von der Kenntnis, ob der diagnostische Test durchgeführt wurde oder nicht, erfolgt.

Punkt 2) hat insbesondere zur Folge, daß diejenigen Ärzte, die den zu prüfenden diagnostischen Test durchführen, i. allg. nicht gleichzeitig die Zielgröße erheben können.

9.4 Versuchseinheit

Grundsätzlich bildet bei klinischen Studien der Patient die Versuchseinheit. Dieser Grundsatz sollte durchbrochen werden, wenn praktische Gründe vorliegen, die dann die Durchführbarkeit der Studie erheblich erschweren oder gar unmöglich machen würden. Die Versuchseinheit kann dann nicht der Patient, sondern muß etwa die Klinik (bzw. die Arztpraxis) bilden. Für die Zufallszuteilung bedeutet dies, daß die Kliniken zufällig in 2 Gruppen eingeteilt werden. Kliniken der einen Gruppe führen dann bei allen infragekommenden Patienten den zu prüfenden diagnostischen Test durch. Kliniken der anderen Gruppe führen bei allen infragekommenden Patienten den zu prüfenden diagnostischen Test nicht durch. Die weiteren Entscheidungen über zusätzlich durchzuführende Untersuchungen, eventuelle Behandlungen und weitere Untersuchungen werden dann in der einen Gruppe in Abhängigkeit vom Ergebnis des zu prüfenden diagnostischen Tests durchgeführt. Der diagnostische Test wird also, im Gegensatz zur Phase-3-Studie, zur Entscheidungsfindung herangezogen. Ziel einer solchen Studie ist es, bezüglich der Zielkriterien Unterschiede zwischen den Kliniken aufzuzeigen. Bildet der Patient die Versuchseinheit, so müssen innerhalb jeder Klinik 2 Gruppen gebildet werden, wobei bei der einen Gruppe das zu prüfende diagnostische Verfahren eingesetzt wird und bei der anderen Gruppe nicht. Die Zuteilung zu den Gruppen muß zufällig geschehen. Da es höchstens in Ausnahmefällen möglich sein wird, die Prüfung eines diagnostischen Verfahrens doppelblind durchzuführen, muß die Zuteilung der Patienten zu den beiden Gruppen – wie bei offenen Arzneimittelprüfungen üblich – durch Telefonrandomisierung erfolgen. Eine Zuteilung der Patienten etwa anhand des Untersuchungsdatums, des Wochentages oder des Geburtsdatums zu den beiden Gruppen kann leicht zu einer Verletzung der Strukturgleichheit führen. Aus offenen Arzneimittelprüfungen ist bekannt, daß die strikte Befolgung der Zuordnungsvorschrift nicht zu erreichen ist. Die Durchführung einer Telefonrandomisierung dürfte jedoch für viele Evaluationsstudien zu praktischen Problemen führen. Zudem könnte es sich als schwierig erweisen, innerhalb einer Klinik einen diagnostischen Test bei einem Teil von Patienten nicht durchzuführen. Daher wird häufig ein Design, das die Klinik als Versuchseinheit hat, für die Durchführung von Evaluationsstudien besser geeignet sein.

9.5 Benötigter Stichprobenumfang

Die Bestimmung des benötigten Stichprobenumfangs hängt wesentlich von der Wahl der Hauptzielgröße und vom klinisch relevanten Unterschied ab. Die Berechnung kann dann in Analogie zu der Bestimmung des Stichprobenumfangs bei Arzneimittelprüfungen vorgenommen werden.

10 Verzerrungsmöglichkeiten (Bias) bei der Evaluierung diagnostischer Tests

Ergebnisse von medizinisch-klinischen Studien sind nicht als endgültige Aussagen, sondern vielmehr als Grundlage einer Entscheidung mit bestimmten Irrtumsmöglichkeiten anzusehen. Dabei sind zwei verschiedene Fehlerquellen zu berücksichtigen: solche zufälliger und solche systematischer Art. Zufällige Fehler, d. h. die 'normale' Variabilität von Ergebnissen, können mit Mitteln der mathematischen Statistik quantifiziert und kontrolliert werden. Sie sollen hier nicht näher betrachtet werden.

Systematische Fehler führen zu verzerrten Ergebnissen und sind für die Evaluierung diagnostischer Tests z. T. schon vor längerer Zeit beschrieben worden [6, 7, 53]. Solche Verzerrungsmöglichkeiten (engl.: bias) sind nicht durch statistische Verfahren zu kontrollieren. Sie müssen bereits bei der Planung von Studien der vorbeschriebenen Phasen berücksichtigt werden. Im folgenden werden einige wichtige Verzerrungsmöglichkeiten dargestellt, die sich auf die Auswahl bzw. die Zusammensetzung des Patientenkollektivs sowie auf das methodische Vorgehen bei der Durchführung und Interpretation der Testergebnisse beziehen.

10.1 Übertragungsbias

Wie schon mehrfach betont, kann ein diagnostischer Test grundsätzlich nur für eine spezifische klinische Anwendungssituation untersucht werden. Dies liegt insbesondere daran, daß nicht nur die numerische Prävalenz, sondern auch die Zusammensetzung der Patienten in bezug auf eine gesuchte Krankheit in bestimmten klinischen Bereichen sehr unterschiedlich sein kann. Diabetiker werden in einer Spezialambulanz eben nicht nur häufiger als in einer niedergelassenen Praxis angetroffen, sondern hier wird auch eine besondere Auswahl von Patienten, nämlich z. B. schwer einzustellende Patienten, Patienten mit Spätkomplikationen oder bei Erstmanifestation Patienten im diabetischen Koma zu beobachten sein. Die Schätzungen von Parametern eines diagnostischen Tests, der z. B. bei komatösen und präkomatösen Diabetespatienten untersucht worden ist, sind also als verzerrt anzusehen, wenn sie auf die Situation der Diabeteserkennung in der Allgemeinpraxis übertragen werden sollen. Nicht nur die Schwere einer Erkrankung geht in diese Verzerrungsmöglichkeit ein, sondern z. B. auch unterschiedliche histologische Befunde (hoch- oder niedrig-differenzierte Tumoren) oder unterschiedliche pathogenetische Mechanismen. So sind z. B. die Ergebnisse von Typ-1-Diabetikern nicht ohne weiteres auf Patienten mit Typ-2-Diabetes zu übertragen, wobei hier die unterschiedliche Altersverteilung der beiden Erkrankungen zusätzlich zu berücksichtigen ist.

Gegen diese Verzerrungsmöglichkeit kann man sich nur schützen, indem der Test nicht auf eine speziell ausgesuchte Patientengruppe, sondern vielmehr auf eine spezifische Entscheidungssituation hin evaluiert wird. So ist es weder vorteilhaft, für die Evaluierung der Sonographie ein Krankenhauskollektiv von 40jährigen Frauen zu verwenden, noch alle Patienten mit unspezifischen abdominellen Beschwerden zu untersuchen. Diese beiden Kollektive entsprechen gerade nicht einer Situation, in der die Sonographie als Entscheidungshilfe angewendet werden würde.

Die in einer diagnostischen Studie untersuchte Patientengruppe ist möglichst ausführlich zu beschreiben. Erst damit wird dem Anwender ermöglicht, zu prüfen, ob die Ergebnisse auf den eigenen Anwendungsbereich übertragen werden können.

10.2 Verifikations-(Work-up)-Bias

Die Aussage über den Krankheitszustand eines Patienten, die durch den zu evaluierenden diagnostischen Test gemacht wird, muß mit einem Außenkriterium („golden standard") überprüft werden. An dieser Stelle entsteht eine der häufigsten, schwerwiegendsten und am wenigsten beachteten Verzerrungsmöglichkeiten für diagnostische Studien. Für ein verzerrungsfreies Ergebnis ist es unumgänglich, daß für alle an der Studie beteiligten Patienten das Außenkriterium in gleicher Weise angewendet wird. Die schwerwiegende Verzerrung entsteht, wenn die Maßnahmen zur Sicherung der Diagnose bei testpositiven Patienten anders gehandhabt werden als bei testnegativen, wie es häufig aus klinischen oder ethischen Gründen vordergründig notwendig erscheint. Insbesondere wenn das Außenkriterium eine invasive Untersuchung darstellt, wird häufig in dieser Weise vorgegangen. Das Verifikationsbias gliedert sich genau genommen in 2 Unterkategorien:

a) Die testpositiven Patienten werden dem Außenkriterium unterzogen, die testnegativen dagegen nicht. Diese Verzerrung wird häufig auch als „selection bias" [53] bezeichnet. Der Grund für die beschriebene Vorgehensweise liegt in der Regel darin, daß dem Test, besonders wenn es sich um die nachträgliche Evaluierung eines bereits eingeführten Tests handelt, ein gewisser Informationswert zugeschrieben wird. Daraus resultiert, daß das positive Testergebnis als Hinweis für die Erkrankung, die dann mit einer invasiven Diagnostik auszuschließen ist, interpretiert wird. Hingegen wird das negative Testergebnis schon selbst als Hinweis auf „Nichtkrankheit" oder sogar als Ausschluß der Erkrankung interpretiert. In manchen Studien ist zu beobachten, daß ein kleiner ausgewählter Teil der testnegativen Patienten auch untersucht wird. Diese stellen jedoch fast nie eine repräsentative Stichprobe der gesamten testnegativen Gruppe dar, so daß durch dieses Vorgehen das Bias nicht beseitigt wird. Die Nichtberücksichtigung dieser Verzerrungsmöglichkeit muß immer zu einer Überschätzung der Sensitivität führen, weil durch die Nicht- oder Teiluntersuchung der testnegativen Gruppe

Verifikations-(Work-up)-Bias

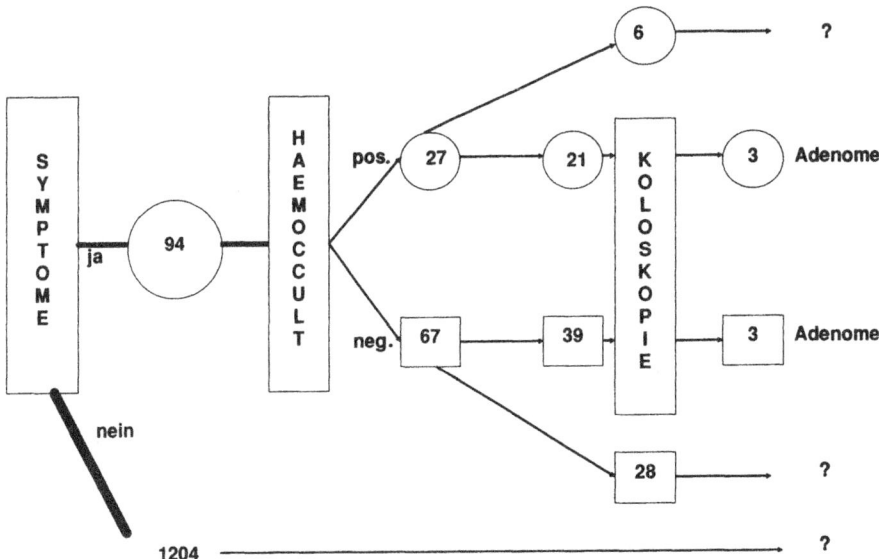

Abb. 8. Darstellung der verschiedenen Selektionsmechanismen, die zu einer verzerrten Aussage führen. Wenn man nur das Ergebnis der Koloskopie betrachtet, könnte man eine Sensitivität von 50% (3/6) annehmen. Durch die mehrstufige Selektion läßt sich jedoch keine Aussage über einen großen Teil der untersuchten Kollektivs machen, was die Schätzung der Sensitivität verzerrt. (Zahlenangaben nach Champeau et al. (1978) in: Méd Chir Dig 7: 423–424)

Krankheitsfälle mit einem negativen Ausfall des diagnostischen Tests nicht erkannt werden.

Ein einfaches Beispiel macht dies deutlich (Abb. 8).

b) Alle Teilnehmer, testpositiv oder testnegativ, werden einer Untersuchung unterzogen, jedoch wird abhängig vom Testergebnis qualitativ unterschiedlich vorgegangen. Ein typisches Beispiel ist hier die koronare Herzkrankheit. In Studien, die z. B. die Aussagekraft des Belastungs-EKG für eine koronare Herzkrankheit untersuchen, wird zwar versucht, die Diagnose bei allen Patienten zu sichern, doch wird bei EKG-positiven Patienten eine Koronarangiographie durchgeführt, bei testnegativen Patienten nur eine szintigraphische Untersuchung. Ein anderes Beispiel ist eine Studie zur Aussagekraft der Sonographie bei der akuten Appendizitis [59]. Auch hier wurden die sonographisch auffälligen Patienten operiert, während man bei sonographisch negativen Patienten zunächst abwartete und nur bei weiteren klinischen Zeichen eine Operation folgen ließ. Man wird in den Extremfällen (Operation) natürlich nicht fordern, daß alle Patienten operiert werden müssen. Der wesentliche Punkt ist, daß die Indikation zur Operation nicht vom Testergebnis abhängen darf. Die Operationsentscheidung für einen Patienten muß also ohne Kenntnis des Ergebnisses des zu untersuchenden diagnostischen Tests aufgrund anderer klinischer Angaben getroffen werden. Es ist deshalb eine der zentralen

Forderungen in Phase-3-Studien, daß der zu untersuchende diagnostische Test für die Diagnosestellung entbehrlich sein muß.

Dadurch, daß das Ergebnis des diagnostischen Tests aus dem Entscheidungsprozeß für das weitere Vorgehen herausgehalten wird, kann das Verifikationsbias vermieden werden. Diese Herausnahme aus dem Entscheidungsprozeß kann in retrospektiven Studien nie sichergestellt werden. Allein deshalb sind solche Studien zur Diagnoseevaluierung ungeeignet.

10.3 Informationsbias

Am Ende einer diagnostischen Studie sollen das Testergebnis der zu untersuchenden Methode und die tatsächliche Diagnose miteinander verglichen werden. Dieses ist unverzerrt nur dann möglich, wenn die Kenntnis des Testergebnisses nicht in die Diagnosestellung eingeflossen ist und umgekehrt die Interpretation des Testergebnisses nicht von der vorher gestellten Diagnose beeinflußt wurde.

Zur Vermeidung des Work-up-Bias wurde es bereits als notwendig erachtet, die Testergebnisse nicht in den Entscheidungsprozeß zur Anwendung des Außenkriteriums einfließen zu lassen. Selbst die tatsächliche Durchführung der diagnostischen Abklärung ist jedoch verzerrungsanfällig. So ist es z. B. bei der Evaluierung von Doppleruntersuchungen ohne weiteres vorstellbar, daß die anschließenden Angiographien bei Kenntnis des Dopplerbefunds unterschiedlich beurteilt werden. Dieses kann sowohl zu einer zu häufigen Diagnose einer Erkrankung führen (dies ist z. B. für das Mammographiescreening bekannt [61]) wie auch zu einer zu seltenen Diagnose. Dieser Effekt, abhängig von bestimmten Vorinformationen gleiche Sachverhalte unterschiedlich zu interpretieren, ist seit langem gut bekannt und hat z. B. zur Forderung nach einer doppelblinden Studienführung in Therapiestudien beigetragen.

In gleicher Weise kann die Interpretation von Testergebnissen dadurch beeinflußt werden, daß entweder die konkrete Diagnose eines Patienten oder auch klinische Begleitsymptome bekannt sind, die auf eine bestimmte Diagnose hindeuten. So werden etwa Ergebnisse der Dopplersonographie unterschiedlich beurteilt werden, je nachdem ob der konkrete Gefäßstatus angiographisch bekannt ist, ob der Patient z. B. einen pathologischen Geräuschbefund zeigt oder ob bei einem Patienten das Vorhandensein bestimmter Risikofaktoren bekannt ist. Ein klassisches Beispiel für diese Verzerrungsmöglichkeit sind die Untersuchungen zum sogenannten Chlorpropamid-Alkohol-Flush-Test [29, 36]. Dieser Test wurde in mehreren Versuchen sehr positiv beurteilt, bis man herausfand, daß die Kenntnis, ob ein bestimmter Patient Typ-1- oder Typ-2-Diabetiker war oder nicht, die Interpretation der Testergebnisse wesentlich beeinflußte. Als diese Möglichkeit ausgeschaltet wurde, stellte sich der Test als völliger Nonsenstest ohne Informationsgewinn heraus.

Beide Verzerrungsmöglichkeiten können dadurch verhindert werden, daß die Diagnosestellung blind bezüglich des Testergebnisses erfolgt und daß bei der Beurteilung der Testergebnisse Blindheit bezüglich der tatsächlichen Diagnose bzw. bezüglich anderer klinischer Leitsymptome sichergestellt ist.

Dadurch, daß klinische Informationen nicht zur Verfügung gestellt werden, wird der Test als singuläres Instrument zwar in einer bestimmten klinischen Anwendungssituation, jedoch ohne das möglicherweise sonst übliche Umfeld evaluiert. Dies ist auch sinnvoll, weil sonst nicht ausgeschlossen werden kann, daß die Aussagekraft eines Tests (s. Chlorpropamid-Alkohol-Flush-Test) ausschließlich auf bestimmten Vorinformationen beruht. Wenn festgestellt wurde, daß dem Test selbst eine bestimmte Aussagekraft zukommt, kann es durchaus auch sinnvoll sein, ihn in seinem tatsächlichen klinischen Umfeld, nämlich mit der Angabe spezieller klinischer Symptome zu untersuchen. Dies würde auch der Forderung entsprechen, den Test in einer spezifischen Entscheidungssituation zu evaluieren.

10.4 Einbeziehungsbias

Eine weitere Verzerrungsmöglichkeit besteht darin, daß die Diagnosestellung teilweise oder ganz auf dem Ergebnis des diagnostischen Tests beruht. Dies unterscheidet sich vom Informationsbias dadurch, daß hier das Testergebnis als ein konkreter Baustein zur Diagnosestellung verwendet wird.

Besonders häufig ist eine solche Konstellation bei der Evaluierung klinischer Scores anzutreffen. Ein solcher Score besteht in der Regel aus mehreren gewichteten Befunden. Diesem muß die tatsächliche Diagnose des Patienten gegenübergestellt werden. Häufig sind jedoch Teilaspekte des Scores gleichzeitig wichtige Hinweise für eine Diagnose, so daß diese Teilaspekte Bestandteile des Scores und der damit zu vergleichenden Diagnose sind. Eine solche Einbeziehung eines Teils des diagnostischen Tests in die Diagnosedefinition führt zu verzerrten Schätzungen der Testparameter.

Extrembeispiele der Verzerrung sind diagnostische Tests, deren Ergebnisse gleichzeitig die Definition einer Erkrankung darstellen, z. B. der orale Glukosetoleranztest zur „Diagnosestellung" einer „verminderten Glukosetoleranz" (IGT). Ein anderes Beispiel ist der TRH-Test zur „Diagnosestellung" einer subklinischen Hypothyreose – ein Zustand, der definiert ist durch einen überschießenden Anstieg von TSH und TRH, ein normales basales TSH und eine fehlende Symptomatik. Eine Evaluierung dieser Tests ist per definitionem nicht möglich.

11 Anwendung diagnostischer Tests

11.1 Abschätzung der A-priori-Wahrscheinlichkeit

Wie an vielen Stellen dieses Buches ausgeführt, setzt sich die quantitativ verwertbare diagnostische Information (prädiktiver Wert) aus einem über das Testergebnis erhaltenen Wert (prädiktiver Faktor, berechnet aus Sensitivität und Spezifität) und der Ausgangswahrscheinlichkeit (A-priori-Wahrscheinlichkeit, Prävalenz) zusammen. Jede diagnostische Maßnahme wird also erst sinnvoll in der Zusammensetzung dieser beiden Informationen.

Die Testcharakteristika Sensitivität und Spezifität (und der daraus zu berechnende prädiktive Faktor) lassen sich u. U. recht genau ermitteln. Das Testergebnis ist häufig physikalisch oder chemisch exakt zu bestimmen. Der dem Mediziner so ungewohnte Gedanke ist der, daß die harten Daten eines Testergebnisses mit einem so weichen Wert wie der geschätzten Ausgangswahrscheinlichkeit kombiniert werden müssen, um eine diagnostische Aussage (Angabe eines prädiktiven Wertes) zu ermöglichen. Hierin liegt vermutlich eine der Wurzeln des Problems der medizinischen Diagnostik. Die A-priori-Wahrscheinlichkeit läßt sich selten exakt angeben und wird deshalb häufig als Einflußgröße vernachlässigt oder verdrängt. Fast immer wird dadurch der Informationswert einer diagnostischen Maßnahme deutlich überschätzt.

Die Beurteilung der Prävalenz oder A-priori-Wahrscheinlichkeit könnte als die besondere ärztliche Seite der Diagnostik bezeichnet werden, die der testtechnischen oder labormäßigen Seite gegenübergestellt werden kann.

Wie wird die Prävalenz (A-priori-Wahrscheinlichkeit) im ärztlichen Alltag bestimmt? Nur in seltenen Ausnahmefällen läßt sich dieser Wert aufgrund überprüfbarer Daten exakt ermitteln. Dies ist insbesondere dann der Fall, wenn eine bestimmte diagnostische Situation sich in vergleichbarer Weise wiederholt und wenn vor Anwendung des Tests nicht weitere Informationen eingeholt werden, die den Einzelfall aus der großen Gruppe gleichgelagerter Fälle hervorheben. Dies bezieht sich insbesondere auf sog. Screeninguntersuchungen. Beim Neugeborenenscreening auf Hypothyreose z. B. liegen bei der Auswertung der Schilddrüsenhormonwerte (meist TSH) keinerlei klinische Angaben über den einzelnen Säugling vor. Die Wahrscheinlichkeit des Vorliegens einer Hypothyreose kann daher aus Sensitivität und Spezifität des Tests und der allgemeinen Prävalenz der Hypothyreose unter Neugeborenen abgeleitet werden. Schwieriger wird die

Konstellation schon bei Screeninguntersuchungen im Erwachsenenalter. Bei der Testbeurteilung wird auch hier meist von pauschalierten Prävalenzen ausgegangen. Bekannt sind allerdings in aller Regel Geschlecht und Lebensalter des Patienten, die mit unterschiedlichen Prävalenzen verbunden sind. Da fast alle Tumoren eine Alters- und Geschlechtsabhängigkeit aufweisen, sollte der prädiktive Wert eines Tumorscreeningverfahrens möglichst auch unter Berücksichtigung alters- und geschlechtsnormierter Prävalenzen bestimmt werden. Nur ganz selten läßt sich eine klinische Situation so allgemein beschreiben, daß für eine konkrete Fragestellung eine allgemeine A-priori-Wahrscheinlichkeit angegeben werden könnte. Fast immer lassen sich einfache anamnestische oder klinische Informationsquellen nennen, mit denen die A-priori-Wahrscheinlichkeit unabhängig von dem geplanten Test weiter qualifiziert werden könnte. Erstrebenswert wäre, für bestimmte diagnostische Situationen A-priori-Wahrscheinlichkeiten zu nennen, die gegebenenfalls tabellarisch aufzulisten wären. Hierfür fehlen jedoch in aller Regel die Grundlagen.

Obwohl die Prävalenz oder A-priori-Wahrscheinlichkeit häufig nicht exakt ermittelt werden kann, muß doch in jedem Einzelfall der Versuch unternommen werden, diese aufgrund der vorhandenen Informationen zu schätzen. Diese Größe richtig einzuschätzen ist Teil der ärztlichen Erfahrung. In die Abschätzung gehen viele anamnestische und klinische Daten, Erfahrungen aus dem Verlauf sowie alle schon vorhandenen Vorbefunde in jeweils unterschiedlicher Gewichtung ein. Jeder gute Arzt nimmt unbewußt vor Durchführung diagnostischer Maßnahmen eine solche Schätzung vor, auch wenn er sich selbst nicht über einen entsprechenden Zahlenwert Rechenschaft ablegt. Dies sei an einem Beispiel erläutert:

Beispiel:
95% aller Patienten mit einem Morbus Bechterew haben das HLA-Antigen B 27, das in der Allgemeinbevölkerung nur mit einer Häufigkeit von 8% vorkommt. Betrachtet man die Bestimmung des HLA B 27 als Test für das Vorliegen eines Morbus Bechterew, dann liegt die Sensitivität bei 95%, die Spezifität bei 92%. Der positive prädiktive Wert (A-posteriori-Wahrscheinlichkeit) für das Vorliegen eines Morbus Bechterew hängt von der Prävalenz (A-priori-Wahrscheinlichkeit) ab (s. Formel 10). Die geschätzte A-priori-Wahrscheinlichkeit für verschiedene klinische Konstellationen ergibt sich aus Tabelle 4.

Die Schätzung der A-priori-Wahrscheinlichkeit unterliegt einer persönlichen Beurteilung. „Harte" Daten zur Untermauerung einer solchen Schätzung liegen meist nicht vor. Der prädiktive Wert des positiven Testergebnisses ist daher trotz der sehr harten Testdaten nur ein „weicher" Wert, der von der subjektiven Einschätzung der Wahrscheinlichkeiten abhängt.

Gerade weil die Schätzung der A-priori-Wahrscheinlichkeit häufig ohne exakte Rechenmaße intuitiv erfolgen muß, ist es außerordentlich wichtig, daß diese Schätzung vor Testdurchführung vorgenommen wird. Die Kenntnis eines Testergebnisses führt unweigerlich zur Beeinflussung bei dem Versuch der nachträglichen Abschätzung der Ausgangswahrscheinlichkeiten. Hierdurch wird der Anteil des Testergebnisses am diagnostischen Gesamtprozeß überbewertet. Die Forderung, bereits vor der Anforderung eines Tests den diagnostischen Prozeß einzuleiten und sich Gedanken über die Krankheitswahrscheinlichkeit zu machen,

Tabelle 4. Prävalenz (A-priori-Wahrscheinlichkeit) für das Vorliegen eines M. Bechterew bei verschiedenen klinischen Situationen und der daraus zu errechnende prädiktive Wert bei positivem HLA B 27-Befund

	Prävalenz [%]	Prädiktiver Wert [%]
Screening nach M.Bechterew in der Allgemeinbevölkerung	0,2	2,2
Gelegentliche unerklärte Rückenschmerzen bei einer jungen Frau	0,6	6,7
Dito bei jungem Mann	4	33,1
Zunehmende Rückenbeschwerden, wechselnde rheumatische Beschwerden und Geradhaltung des Achsenskeletts	10	56,9
Zufällig beobachtete Sklerosierung der Ileosakralgelenke in einer Röntgenaufnahme des Beckens, bisher kaum Beschwerden	20	73,8
Wechselnde arthritische Beschwerden, Sakroileitis im Röntgenbild	35	86,5
Langjährige Rücken- und Kreuzschmerzen mit zunehmender Lordosierung, angedeutete Syndesmophyten im Röntgenbild	60	94,7
„Bambusstabform" der Wirbelsäule im Röntgenbild, versteifende Lordosierung nach langjährigen Rückenbeschwerden	95	99,6

kann gar nicht deutlich genug erhoben werden. Ist das Testergebnis erst bekannt, ist die Ex-ante-Situation nicht wieder herzustellen.

11.2 Grundsätzliche Überlegungen zur Testanforderung

Jeder Test dient zur Erhöhung der diagnostischen Sicherheit. Vor und nach Durchführung des Tests verfügt der Arzt über eine „Diagnose", die mit unterschiedlicher Wahrscheinlichkeit der vorliegenden Krankheit entspricht. Die Wahrscheinlichkeit, daß die „Diagnose" mit dem wirklichen Zustand (gesund bzw. krank) übereinstimmt, soll nach Testdurchführung (A-posteriori-Wahrscheinlichkeit) höher als vor Testdurchführung (A-priori-Wahrscheinlichkeit) sein. Die

Durchführung eines Tests ist dann sinnvoll und geboten, wenn eine ärztliche Handlung mit einer höheren diagnostischen Sicherheit vorgenommen werden soll. Eine höhere diagnostische Sicherheit kann aus sehr unterschiedlichen Gründen gewünscht werden. Der häufigste Grund ist natürlich, eine Diagnose zu sichern, um geeignete therapeutische Schritte einzuleiten. Dies ist jedoch nicht die einzige denkbare Begründung für diagnostische Maßnahmen. Auch zur besseren prognostischen Beurteilung sind diagnostische Tests erforderlich und gerechtfertigt. In besonderen Fällen könnten juristische oder Versicherungsgründe diagnostische Maßnahmen rechtfertigen. Auch zum Zwecke der wissenschaftlichen Erkenntnis sind diagnostische Maßnahmen u. U. gerechtfertigt. In diesen Fällen ist durch die Diagnostik kein „Vorteil" für das Individuum zu erwarten, so daß besonders strenge Anforderungen im Sinne von Nutzen-Risiko-Überlegungen gestellt werden müssen.

Ohne Vorliegen eines der genannten Gründe gibt es für diagnostische Maßnahmen keine Rechtfertigung. Ohne Rechtfertigung hat jede diagnostische Maßnahme zu unterbleiben. Es ist dringend zu raten, sich vor jeder Anforderung diagnostischer Maßnahmen darüber Klarheit zu verschaffen, ob einer der genannten Rechtfertigungsgründe vorliegt. Dabei ist auch zu berücksichtigen, ob die ärztliche Handlungsanweisung tatsächlich durch das Ergebnis der diagnostischen Maßnahme beeinflußt würde. Im ärztlichen Alltag kommt es sehr häufig vor, daß der Beschluß zur Einleitung bestimmter Therapieverfahren völlig unabhängig vom Ergebnis eines noch ausstehenden diagnostischen Tests bereits feststeht. Wenn dann keine anderen Rechtfertigungsgründe für den diagnostischen Test vorliegen, hat dieser zu unterbleiben.

Diese Zusammenhänge seien an einem weiteren Beispiel erläutert (Abb. 9).

In Abb. 9 ist dargestellt, in welcher Weise die Wahrscheinlichkeit des Vorliegens eines Dickdarmkarzinoms durch einen positiven Haemoccult-Test erhöht bzw. einen negativen Haemoccult-Test erniedrigt wird. Die Annahmen einer Sensitivität von 50% und einer Spezifität von 97% sind nach Angaben der Literatur als realistisch zu betrachten [32].

Würde man es im Sinne der ärztlichen Handlungsanweisung für richtig halten, bei einer Krankheitswahrscheinlichkeit von 3% eine totale Koloskopie durchzuführen (also 97% überflüssige Koloskopien in Kauf zu nehmen), dann würde diese Maßnahme, sofern es den Haemoccult-Test nicht gäbe, bei allen Patienten mit einer A-priori-Wahrscheinlichkeit von über 3% durchgeführt werden. Führt man vorher den Haemoccult-Test durch, dann würde ein positiver Testausfall auch bei niedrigerer Ausgangswahrscheinlichkeit (0,2–3%) eine A-posteriori-Wahrscheinlichkeit von mehr als 3% anzeigen und somit eine Koloskopie erforderlich machen. Liegt jedoch die A-priori-Wahrscheinlichkeit (Prävalenz) niedriger als 0,2%, dann würde auch bei positivem Testausfall die Drei-Prozent-Wahrscheinlichkeitsgrenze für den prädiktiven Wert nicht erreicht werden, also keine Koloskopie nach sich ziehen. In diesem Falle könnte auf den Test von vornherein verzichtet werden. Andererseits würde bei einer sehr hohen Prävalenz von mehr als 5% auch ein negativer Test noch eine A-posteriori-Wahrscheinlichkeit von mehr als 3% mit sich bringen, so daß in diesen Fällen wiederum auf den Test verzichtet

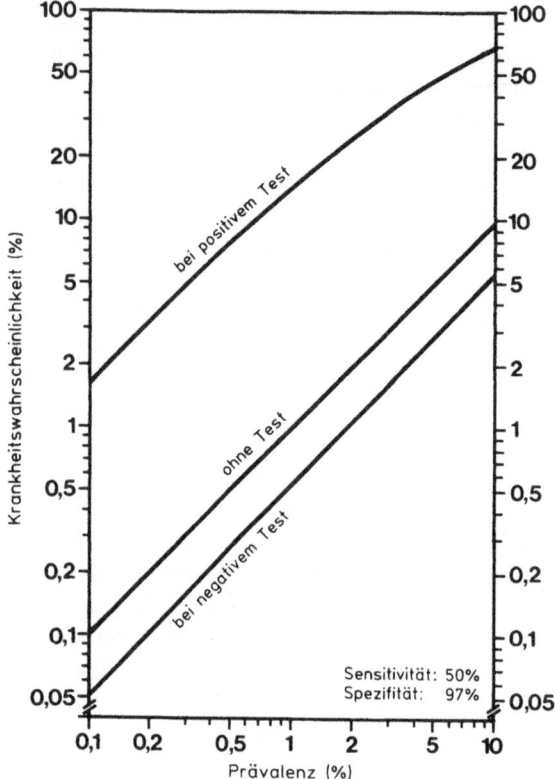

Abb. 9. Krankheitswahrscheinlichkeit (prädiktiver Wert) für Dickdarmkarzinome in Abhängigkeit vom Ausfall eines Haemoccult-Tests und von der Prävalenz (A-priori-Wahrscheinlichkeit)

werden könnte, da die Handlungsanweisung unabhängig vom Testausfall gleich lauten würde, nämlich in jedem Falle Durchführung der totalen Koloskopie. Nur in dem Bereich zwischen 0,2 und 5% Ausgangswahrscheinlichkeit würde also die Durchführung des Haemoccult-Tests die diagnostische Sicherheit in einer Weise beeinflussen, die zu einer veränderten Handlungsanweisung führen kann.

Selbstverständlich können derartige Überlegungen nur selten anhand klarer Zahlenvorgaben gemacht werden. Darüber hinaus ist, wie ausgeführt, die Abschätzung der A-priori-Wahrscheinlichkeit häufig nicht so exakt möglich, daß derartige klare Überlegungen angestellt werden könnten. Andererseits ist aber auch bei der subjektiven Schätzung der Ausgangswahrscheinlichkeit die Frage zu stellen, ob die zu erwartende veränderte Beurteilung, die ja auf der gleichen Vorgabe beruht, zu einer Veränderung der Handlungsanweisung führen würde. Nur wenn dies bejaht werden kann, sollte ein Test durchgeführt werden. Diese Überlegungen gelten ganz besonders für alle Tests mit invasivem Charakter, bei denen die Durchführung selbst bereits ein Risiko für den Patienten mit sich bringen würde.

11.3 Die Wahl geeigneter Testverfahren

In Kap. 3 wurde bereits darauf hingewiesen, daß bei vielen Testverfahren Sensitivität und Spezifität durch Veränderung eines Schwellenwertes beeinflußt werden können. Dies gilt in besonderem Maße für Tests mit einem stetig variablen Ergebnis. Solche Tests werden häufig durch Festlegung eines Grenzwertes „dichotomisiert".

Beispiel:
Ein TRH-Test wird als „positiv" bezeichnet, wenn der Anstieg des TSH 30 min nach Gabe von TRH über 3 mU/l beträgt, bei geringerem oder fehlendem Anstieg bezeichnet man den Test als „negativ".

Bei Veränderung des Grenzwerts verändern sich Sensitivität und Spezifität gegenläufig. Bei der Definition des Tests ist es also möglich, eine höhere Sensitivität bei niedrigerer Spezifität oder eine höhere Spezifität bei niedriger Sensitivität zu erzielen. Diese gegenläufigen Zusammenhänge gelten auch für Tests, bei denen nicht eine Trenngröße, sondern der Modus der Testdurchführung verändert wird. Durch methodische Veränderungen wurde z. B. die Sensitivität des Haemoccult-Tests für den Blutnachweis im Stuhl bewußt herabgesetzt, um eine höhere Spezifität des Tests zu erzielen.

Für manche diagnostischen Fragestellungen steht eine Anzahl verschiedener Tests zur Verfügung, die sich bezüglich Sensitivität und Spezifität unterscheiden. Tests, die bezüglich beider Parameter günstiger sind, sind in aller Regel vorzuziehen, falls nicht sekundäre Gründe wie Aufwand, Risiko für den Patienten oder der Preis dagegen sprechen. Sehr häufig jedoch ist beim Vergleich mehrerer Tests jeweils nur einer der Parameter, Sensitivität oder Spezifität, überlegen, so daß eine Auswahl je nach der gewünschten Testsituation zu erfolgen hat. Sensitivität und Spezifität sind je nach der Fragestellung und dem Ziel des Tests unterschiedlich zu gewichten [54].

Eine möglichst hohe Sensitivität, u. U. auch auf Kosten einer relativ niedrigeren Spezifität, ist anzustreben,

- wenn die Krankheit ernst ist, aber erfolgreich behandelt werden kann,
- wenn also das Übersehen der Erkrankung für den Patienten schwerwiegende Konsequenzen hätte,
- wenn die Krankheit aus anderen Gründen (z. B. notwendige Isolation, sozialmedizinische Gründe) nicht übersehen werden darf,
- wenn falsch positive Befunde mit vertretbarem Aufwand und ohne Risiko abgeklärt werden könnten.

Eine möglichst hohe Spezifität, u. U. auch auf Kosten einer niedrigeren Sensitivität, ist anzustreben,

- wenn die Krankheit ernst ist, aber nicht behandelt oder geheilt werden kann,

– wenn die Nachfolgediagnostik zum Ausschluß falsch positiver Befunde mit Gefährdungen, erheblichen Belästigungen oder Schmerzen verbunden ist,
– wenn falsch positive Befunde zu ernsten psychischen oder ökonomischen Belastungen führen können.

Ganz allgemein betrachtet sollte bei einer Situation, die dem „Ausschluß" einer nur vage vermuteten Erkrankung gilt (also bei niedriger A-priori-Wahrscheinlichkeit) ein Test mit einer hohen Sensitivität verwendet werden. Die Spezifität ist in dieser Situation von nachrangiger Bedeutung. Wenn dagegen ein Test zum sicheren positiven Nachweis einer vermuteten Erkrankung benötigt wird, sollte die Spezifität hoch sein, während die Sensitivität von geringerer Bedeutung ist. Eine Unterteilung in Tests, die geeigneter zum „Ausschluß" bzw. zum „Nachweis" von Krankheiten geeignet sind, hat inzwischen Eingang in verschiedene Empfehlungen zur „Stufendiagnostik" auf unterschiedlichen Gebieten der Medizin gefunden.

Diese Betrachtungsweise muß bei quantitativen Tests Eingang in die Festlegung der Schwellenwerte finden. Die Schwellenwerte haben Einfluß auf Sensitivität und Spezifität, meist in reziproker Weise. Sensitivität und Spezifität haben aber nicht einen Selbstzweck, sondern sind je nach klinischer Anwendung der Tests von sehr unterschiedlicher Bedeutung. Der klinische Nutzen eines Tests liegt in der Optimierung der Therapieentscheidungen, nicht in der Stellung der „richtigen" Diagnose. Diese Einbeziehung therapeutischer Überlegungen bei der Bewertung diagnostischer Maßnahmen bedarf weiterer Beachtung und methodischer Bearbeitung.

11.4 Simultane oder sequentielle Anwendung mehrerer Testverfahren

Im klinischen Alltag wird eine Diagnose selten allein aufgrund eines einzelnen diagnostischen Tests gestellt. Für fast alle Fragestellungen existiert eine Batterie von Testverfahren, die sich gegenseitig mehr oder weniger sinnvoll ergänzen.

Wie im Einleitungskapitel ausgeführt, dient ein positiver prädiktiver Wert (A--posteriori-Wahrscheinlichkeit) nach Durchführung eines Tests seinerseits wieder als Prävalenz (A-priori-Wahrscheinlichkeit) vor der Anwendung eines weiteren Tests.

Weitere Tests werden insbesondere dann eingesetzt, wenn nach bisheriger Durchführung von Tests noch nicht eine hinreichende diagnostische Sicherheit erreicht wurde. Eine solche „Hierarchie" von zeitlich hintereinandergeschalteten Tests mit jeweils zwischengeschalteten diagnostischen Überlegungen ist im Prinzip sinnvoll, im klinischen Alltag stößt ein solches Vorgehen jedoch auf Hindernisse. Ein derartiges Vorgehen würde z. B. zu einer Verlängerung des stationären Aufenthaltes von Patienten führen oder es würden bei ambulanten Patienten vermehrte Arztbesuche erforderlich. Daher ist es in gewissem Rahmen durchaus vertretbar, eine Reihe von diagnostischen Maßnahmen gleichzeitig zu veranlassen. Die Bewertung der Ergebnisse bringt dabei aber zusätzlich Probleme mit sich. Die Forderung, sich Rechenschaft über die A-priori-Wahrscheinlichkeit abzulegen, bevor ein Testergebnis zur Kenntnis genommen wird, läßt sich kaum aufrechterhalten, wenn mehrere Ergebnisse gleichzeitig vorliegen. Die Kombination von Testergebnissen muß daher u. U. als ein einzelner, wenn auch zusammengesetzter diagnostischer Prozeß betrachtet werden.

Im klinischen Alltag ist es üblich, daß nach stationärer Aufnahme bei allen Patienten ein laborchemisches Standardprogramm (häufig „Profil", „Latte" oder „Flöte" genannt) angefordert wird, welches nicht individuell zusammengesetzt wird, sondern unabhängig von der diagnostischen Fragestellung. Ein solches Vorgehen widerspricht verschiedenen Prinzipien eines gerichteten diagnostischen Vorgehens. Aus Praktikabilitätsgründen wird trotzdem hiervon nicht abzugehen sein. Das Programm sollte aber so klein wie möglich gehalten werden und auch so weit wie möglich für bestimmte Gruppen von Patienten angepaßt werden. Die Laborwerte im Rahmen eines solchen Programms sind nicht Teile einer Diagnostik im Sinne der Abhandlungen dieses Kapitels. Sie helfen eher bei der Formulierung einer Anfangshypothese.

Die Fragwürdigkeit von derartigen Testbatterien wird nach folgender Überlegung leicht ersichtlich: Die Grenzwerte für den Normal- bzw. Referenzbereich sind meist derart definiert, daß 95% der Normalpersonen in diesen Bereich fallen, bei 5% aller Normalpersonen wird also ein „pathologischer" Wert angezeigt. Werden gleichzeitig 20 Tests veranlaßt, dann ist, Unabhängigkeit der Werte vorausgesetzt, damit zu rechnen, daß bei 64,2% aller Normalpersonen mindestens ein Wert „pathologisch" ist. Auch schon bei Beschränkung auf nur 6 Werte wird dies bei 26,5% aller Personen der Fall sein.

11.5 Zum Problem der Unabhängigkeit von Testverfahren

Die sequentielle Anwendung von Testverfahren ist problemlos, wenn diese voneinander unabhängige Informationen enthalten. Dies ist im klinischen Alltag vermutlich eher die Ausnahme als die Regel.

Beispiel:
Würde man bei der Frage nach dem Vorliegen einer perniziösen Anämie sowohl eine quantitative Bestimmung von Vitamin B_{12} vornehmen als auch einen Schilling-Test durchführen, dann wäre die Information beider Tests weitgehend überlappend. Würde man dagegen die Bestimmung des sog. HbE (Hb-Gehalt des Einzelerythrozyten) sowie eine histologische Beurteilung einer Antrumbiopsie (atrophische Gastritis?) durchführen, würden diese Informationen eine wesentlich geringere Überlappung des Informationsgehalts aufweisen.

Das Ausmaß der Überlappung der diagnostischen Information in zwei oder mehr Tests ist fast nie exakt bekannt, es läßt sich auch nicht berechnen oder vorhersagen [64]. Wollte man also die Sensitivität und Spezifität der Kombination von zwei oder mehreren Tests angeben, müßten diese Werte meist empirisch ermittelt werden, auch wenn Sensitivität und Spezifität der Einzeltests bekannt sind.

Es läßt sich also zusammenfassend feststellen, daß eine simultane oder sequentielle Anwendung mehrerer Tests zusätzliche Probleme mit sich bringt, die bisher nur unzureichend zu lösen sind. Unverzichtbar ist die Berücksichtigung möglicher Überlappungen der diagnostischen Information, um den Informationswert der Testkombinationen nicht zu überschätzen.

12 Kritische Beurteilung publizierter diagnostischer Tests

In medizinisch-klinischen Zeitschriften nehmen Publikationen über Prüfungen von diagnostischen Maßnahmen einen breiten Raum ein. Methodische Unzulänglichkeiten sind dabei oft nicht auf den ersten Blick erkennbar. Daß methodische Mängel sehr verbreitet sind, konnte kürzlich anhand einer Überprüfung zweier Jahrgänge von 4 führenden deutschsprachigen medizinischen Zeitschriften belegt werden [68]. Zur Beurteilung der Validität der Aussage diagnostischer Studien ist es meist unerläßlich, sich ein genaues Bild über die angewandte Methodik und die Durchführung der Studie zu machen. Im folgenden soll zusammengestellt werden, welche Einzelfragen hierbei kritisch zu betrachten sind. Diese sind in den verschiedenen Phasen der Evaluierung sehr unterschiedlich. Darum ist es besonders wichtig, sich Klarheit darüber zu verschaffen, auf welcher Stufe der Evaluierung im Sinne der oben dargestellten Phasen 1 - 4 die Studie einzuordnen ist.

Phase-1-Studien

Phase-1-Studien dienen der technischen und methodischen Voruntersuchung und sind meist leicht als solche erkennbar. In aller Regel werden bei Studien dieser Art geeignete Methoden zugrunde gelegt. Die Methoden zur Beurteilung von Präzision, Richtigkeit, methodischer Empfindlichkeit etc. (s. Kap. 6) sind gut standardisiert und hinreichend bekannt. Es sollte aber überprüft werden, ob die Aussagen, die aufgrund der mitgeteilten Ergebnisse gemacht werden, sich auch auf diese beschränken. Untersuchungen im Sinne der Phase 1 erlauben z. B. keine Aussagen über den Wert einer Meßgröße als Indikator, also als Hinweis zur Erkennung einer Krankheit. Wenn aufgrund methodischer Exaktheit Aussagen zur Güte eines Tests gemacht werden, stellt dies in der Regel eine unerlaubte Grenzüberschreitung dar.

Die kritische Beurteilung von Diagnosestudien bezieht sich meist auf Studien der Phase 2 oder Phase 3. Hierbei ist es besonders schwierig zu erkennen, in welche Phase die Studie eingeordnet werden muß, insbesondere weil Anspruch und Aussagemöglichkeit der Studie häufig weit auseinanderklaffen. Dem Leser sei dringend geraten, als ersten Schritt der Beurteilung eine klare Zuordnung zu diesen Phasen vorzunehmen. Dabei sollte nicht vom Anspruch der Arbeit (z. B. im Titel oder in der Einleitung formuliert) und nicht von der zusammenfassenden Beurteilung in der Diskussion ausgegangen werden, sondern ausschließlich von dem unter Material und Methode genannten Studiendesign. Bei der Mehrzahl der Studien wird man feststellen, daß der zu prüfende diagnostische Test an 2 oder mehr vorher selektierten Populationen durchgeführt wurde (z. B. von der Zielkrankheit betroffene und gesunde Kontrollpersonen). Studien dieser Art sind immer Phase-2-Studien. Nur wenn der Test prospektiv in der klinischen Anwendungssituation angewendet wird, handelt es sich um eine eigentliche diagnostische Studie im Sinne der Phase 3. Phase-2-Studien sind also „populations-(gruppen)orientiert", Phase-3-Studien dagegen „situationsorientiert".

Phase-2-Studien

Bei der Beschreibung der *Methoden* ist auf folgendes zu achten:

- Ist die Gruppe der zu untersuchenden Patienten genau beschrieben? Hierzu gehört eine klare Definition der Zielkrankheit sowie eine Beschreibung weiterer möglicher Ein- und Ausschlußkriterien.
- Ist die Zusammensetzung der Kontrollgruppe (Gesunde bzw. nicht von der Zielkrankheit Betroffene) genau beschrieben? Unverzichtbar sind Angaben über Alter und Geschlecht sowie über die Methode, wie die Probanden ausgewählt wurden.
- Finden sich Angaben über Begleitkrankheiten, insbesondere solche, die systematischen Einfluß auf das Testergebnis nehmen können?
- Finden sich Angaben über zusätzliche Merkmale, von denen eventuell vermutet werden könnte, daß sie Einfluß auf das Testergebnis nehmen können (Alter, Geschlecht, Gewicht, Genußmittelkonsum, Medikamenteneinnahme, sozialer Hintergrund)?
- Ist der zu prüfende Test mit allen erforderlichen Randbedingungen hinreichend klar beschrieben? Dabei ist zu überprüfen, ob die Beschreibung des Vorgehens für eine eventuelle Nachprüfung ausreicht.
- Finden sich klare Angaben über die erforderliche „Blindheit" bei der Auswertung der Testergebnisse? Aus den vorhandenen Angaben muß klar hervorgehen, welche Informationen bei der wechselseitigen Beurteilung vorgelegen haben, und daß die Auswertung der Testergebnisse ohne Kenntnis der Zugehörigkeit zu einer der beiden (oder mehreren) Untersuchungsgruppen geschehen ist.

Bei der Wiedergabe der *Ergebnisse* ist auf folgendes zu achten:

- Wurde bei Tests mit nichtdichotomem Ergebnis für die einzelnen untersuchten Gruppen die Verteilung der Werte angegeben?
- Sind die Ergebnisse bei einem dichotomen Test als Einzelangaben in einer Vierfeldertafel wiedergegeben.
- Wäre gegebenenfalls die Erstellung einer Vierfeldertafel aus den genannten Daten möglich?
- Werden Begriffe zur Testbeschreibung (Sensitivität, Spezifität und andere) gegebenenfalls korrekt verwendet?
- Wurde der Zusammenhang von Sensitivität und Spezifität gegebenenfalls korrekt dargestellt (z. B. mittels einer ROC-Kurve)?

Bei der *Diskussion* der Ergebnisse ist auf folgendes zu achten:
- Wurde beachtet, daß aus den Ergebnissen von Phase-2-Studien keine Aussagen über die Wertigkeit des Tests in einer Anwendungsituation möglich sind, daß also die Phase-2-Studie lediglich als Vorbereitung für die eigentliche diagnostische Studie angesehen werden kann?

Phase-3-Studien

Für die Beurteilung des Wertes der Studie ist die Beantwortung folgender Frage von grundsätzlicher Bedeutung:
- Finden sich in der Einleitung klare Angaben über eine vor Beginn der Studie formulierte Fragestellung bzw. Hypothese? (Dies gilt analog auch für andere Phasen.)

Im *Methodenteil* ist auf folgendes zu achten:
- Findet sich eine genaue Definition der zu erkennenden Erkrankung?
- Findet sich eine exakte Beschreibung des Tests gegebenenfalls inklusive der anzuwendenden Trenngrößen?
- Finden sich Angaben über die klinische Anwendungssituation?
- Finden sich Angaben über die Standardisierung des Testablaufes?
- Werden Kriterien für die Behandlung sogenannter Dropouts (Studienabbrecher) genannt?
- Liegen Angaben über eine Einverständniserklärung von Patienten und Probanden vor, ggf. in welcher Form?
- Finden sich Angaben über die Prävalenz (A-priori-Wahrscheinlichkeit) der Zielkrankheit in der gegebenen Anwendungssituation?
- Werden ggf. die Ein- und Ausschlußkriterien für Patienten definiert, die in die Studie einbezogen werden?
- Ist eine Zufallsauswahl sichergestellt, falls aus finanziellen oder Kapazitätsgründen nur ein Teil der Personen, die die Ein- und Ausschlußkriterien erfüllen, in die Studie aufgenommen werden?
- Werden Angaben über die Diagnosesicherung („golden standard") gemacht?
- Ist eine Zufallsauswahl sichergestellt, falls nicht alle Probanden (z. B. bei negativem Testausfall) der Prozedur der Diagnosesicherung unterzogen werden können?
- Ist sichergestellt, daß diejenigen, die den Krankheitsstatus beurteilen, bezüglich des Testergebnisses des Patienten „blind" sind?
- Ist sichergestellt, daß diejenigen, die den diagnostischen Test auswerten, keine Informationen über den Krankheitsstatus des jeweiligen Patienten haben (siehe Phase 2)?

Bei der Darstellung der *Ergebnisse* und der *Diskussion* ist auf folgendes zu achten:

- Sind alle erforderlichen Angaben gemacht, damit die Ergebnisse der Studie nachvollzogen werden können?
- Wurden die Ergebnisse in Form einer Kontingenztafel (z. B. Vierfeldertafel) dargestellt, damit die Schätzung der Testparameter nachvollzogen werden kann?
- Erlauben die angegebenen Daten ggf. die Erstellung einer Kontingenztafel?
- Wurde der Prävalenzabhängigkeit der prädiktiven Werte bei der Beurteilung Rechnung getragen?
- Sind die Aussagen in der Beurteilung durch Ergebnisse der Studie gedeckt?
- Wurden Aussagen vermieden, die ggf. erst nach Durchführung von Phase-4-Studien möglich wären (also Aussagen zur „Wirksamkeit" eines Tests)?

Phase-4-Studien

Studien im Sinne der Phase 4, also Wirksamkeitsuntersuchungen eines Tests bzw. Schaden-Nutzen-Analysen bei Verwendung des Tests in der klinischen Praxis, sind in der Regel leicht zuzuordnen. Studien dieser Art sind allerdings, obwohl sie von besonderer Wichtigkeit wären, noch sehr selten.

Autoren, die sich einer solchen Studie widmen, haben sich vermutlich vorher ausführlich mit der Methodologie der medizinischen Diagnostik befaßt. Kriterien zur Beurteilung solcher Studien ergeben sich sinngemäß aus den Ausführungen in Kap. 9 dieses Buches. Sie entsprechen den z. B. in [11] formulierten Anforderungen.

Literatur

1. Abel U (1981) Die Beurteilung von Indexschätzungen zur Validierung diagnostischer Tests. TumorDiagn Ther 5: 242-248
2. Albert A (1982) On the use and computation of likelihood ratios in clinical chemistry. Clin Chem 28: 1113-1119
3. Baker JR, Cutfield R, Taylor W (1987) Fructosamine in a diabetic clinic. N Z Med J 100: 733-735
4. Bayes ET (1763) An assay toward solving a problem in the doctrine of chance. Philos Trans R Soc Lond (Biol) 53: 370- 418
5. Beck JR, Shultz EK (1986) The use of relative operating characteristic (ROC) curves in test performance evaluation. Arch Pathol Lab Med 110: 13-20
6. Begg CB (1987) Biases in the assessment of diagnostic tests. Stat Med 6: 411-423
7. Begg CB, Greenes RA (1983) Assessment of diagnostic tests when disease verification is subject to selection bias. Biometrics 39: 207-215
8. Bell JR (1978) Efficacy ... what's that? Sem Nucl Med 8: 316-323
9. Bennett BM (1975) On Indices for Diagnostic Screening. Biom Z 17: 303-307
10. Berkson J (1946) Limitations of the applications of fourfold table analysis to hospital data. Biometric Bull 2: 47-53
11. Biefang S, Köpcke W, Schreiber MA (1979) Manual für die Planung und Durchführung von Therapiestudien. Medizinische Informatik und Statistik, Bd 13. Springer, Berlin Heidelberg New York
12. Bland JM, Altmann DG (1986) Statistical methods for assessing agreement between two methods of clinical measurement. Lancet II: 307-310
13. Blumberg MS (1957) Evaluating health screening procedures. Operations Res 5: 351-360
14. Büttner H, Hansert E, Stamm D (1970) Auswertung, Kontrolle und Beurteilung von Meßergebnissen. In: HU von Bergmeyer (Hrsg) Methoden der enzymatischen Analyse. Verlag Chemie, Weinheim, S 281-364
15. Büttner J (1977) Die Beurteilung des diagnostischen Wertes klinisch-chemischer Untersuchungen. J Clin Chem Clin Biochem 15: 1-12
16. Caulcutt R, Boddy R (1983) Statistics for analytic chemists. Chapman & Hall, London New York
17. Choi BCK (1982) Index for rating predictive accuracy of screening tests. Methods Inf Med 21: 149-153
18. Dannehl K, Bauer MP (1983) Diagnostische und prognostische Tests - Anforderungen aus biostatistischer Sicht. Gynäkologe 16: 177-187
19. Darnes DM, Fentiman IS, Millis RR, Rubens RD (1989) Who needs steroid receptor assays? Lancet I: 1126-1127
20. Flasbeck R (1986) Klinische Zeichen. Manuelle und visuelle Diagnostik. 2. Aufl. Zuckschwerdt, München Bern Wien
21. Galen RS, Gambino SR (1975) Beyond normality: the predictive value and efficiency of medical diagnosis. Wiley & Sons, New York
22. Gross R (1969) Medizinische Diagnostik. Grundlagen und Praxis. Springer, Berlin Heidelberg New York

23. Grüneklee D, Herzog W (Hrsg) (1979) Die Bedeutung der C-Peptidbestimmung für die Diagnostik. Schnetztor, Konstanz
24. Hanley JA, McNeil BJ (1982) Meaning and area under the receiver operating characteristic (ROC) curve. Radiology 143: 29-36
25. Keller H (1977) Der laborärztliche Befund. Med Laboratorium 30: 219-230
26. Kienle G, Burkhardt R (1978) Die diagnostische Aussage von Laboratoriumswerten. Lab Med 2: 31-38
27. Koller S (1967) Mathematisch-Statistische Grundlagen der Diagnostik. Klin Wochenschr 45: 1065-1072
28. Köbberling J (1982) Der prädiktive Wert diagnostischer Maßnahmen. Dtsch Med Wochenschr 107: 591-595
29. Köbberling J (1985) Use and usefulness of diagnostic tests. The oral glucose tolerance test and the so called chlorpropamide alcohol flush test. In: Jesdinsky HJ, Trampisch HJ (Hrsg) Proceedings der GMDS 1985, 352-369. Springer, Berlin Heidelberg New York Tokyo
30. Köbberling J (1985) Methoden zur Evaluierung diagnostischer Tests. Diagnostika Dialog (Boehringer Mannheim) 3: 5-10
31. Köbberling J, Berninger D (1980) Natural history of glucose tolerance in relatives of diabetic patients: Low prognostic value of the oral glucose tolerance test. Diabetes Care 3: 21-26
32. Köbberling J, Windeler J (1985) Der Test auf okkultes Blut im Stuhl. Studie zum Aussagewert für die Früherkennung kolorektaler Karzinome. Thieme, Stuttgart New York
33. Köbberling J, Brüggeboes B, Schwarck H, Tillil H, Weber M (1980) The chlorpropamide alcohol flush test. Lack in specificity for familial non-insulin dependent diabetes. Diabetologia 19: 359-363
34. Köbberling J, Richter K, Tillil H (1984) A method to simplify Bayes' formula and its application to diagnostic procedures. Klin Wochenschr 62: 586-592
35. Köbberling J, Trampisch HJ, Windeler J (Hrsg) (1989) Memorandum zur Evaluierung diagnostischer Maßnahmen. Schriftenreihe der GMDS, Nr. 10. Schattauer, Stuttgart
36. Leslie RDG, Pyke DA (1978) Chlorpropamide alcohol flushing: a dominantly inherited trait associated with diabetes. Br Med J II: 1519-1521
37. Linnet K (1987) Comparison of quantitative diagnostic tests: type I error, power, and sample size. Stat Med 6: 147-158
38. Linnet K, Brandt E (1986) Assessing diagnostic tests once an optimum cut-off has been selected. Clin Chem 32: 1341-1346
39. Lusted LB (1976) Clinical decision making. In: Dombal FT de, Gremy F (eds) Decision making and medical care. North-Holland, Amsterdam, pp 77-99
40. McNeil BJ, Keeler E, Adelstein SJ (1975) Primer on certain elements of medical decision making. N Engl J Med 293: 211-215
41. Merten R (1984) Zielwert, Sollwert, Zielbereiche in der Laboratoriumsmedizin. Springer, Berlin Heidelberg New York Tokyo
42. Merten R, Boroviczny KG von, Haekel R (1985) Methoden-, Reagenzien-, und Geräte-Evaluierung in der Laboratoriumsmedizin. Springer, Berlin Heidelberg New York Tokyo
43. Metz CE (1978) Basic principles of ROC-analysis. Semin Nucl Med 8: 183-198
44. Metz CE, Goodenough PD, Rossmann K (1973) Evaluation of Receiver Operating Characteristic Curve Data in Terms of Information Theory with Applications in Radiography Radiology 109: 297-303
45. Neymann J (1947) Outline of statistical treatment of the problem of diagnosis. Publ Health Rep 62: 1449-1456
46. Neyman Y, Pearson ES (1933) On the problem of the most efficient tests of statistical hypothesis. Philos Trans R Soc Lond(Biol) Series A 231: 289-337

Literatur

47. Pauker SG, Kassirer JP (1980) The threshold approach to clinical decision making. New Engl J Med 302: 1109-1117
48. Pauker SG, Kassirer JP (1987) Decision analysis. N Engl J Med 316: 250-258
49. Pellar TG, Leung FY, Henderson AR (1988) A computer program for rapid generation of receiver operating characteristic curves and likelihood ratios in the evaluation of diagnostic tests. Ann Clin Biochem 25: 411-416
50. Pirich K, et al (1985) Corticotropin Releasing Factor als Hilfsmittel in der Diagnostik des Cushing Syndroms. Wien Klin Wochenschr 97: 806-808
51. Pyke DA, Leslie RDG (1978) Chlorpropamide alcohol flushing: a definition of its relation to non-insulin dependent diabetes. Br Med J 2: 1521-1522
52. Radack KL, Rouan G, Hedges J (1986) The likelihood ratio: an improved measure for reporting and evaluating diagnostic test results. Arch Pathol Lab Med 110: 689-693
53. Ransohoff DF, Feinstein AR (1978) Problems of spectrum and bias in evaluating the efficacy of diagnostic tests. N Engl J Med 299: 926-930
54. Richter K, Abel U, Klar R, Köbberling J, Trampisch HJ, Windeler J (1988) Die Grundlagen der Validierung einfacher diagnostischer Tests. Klin Wochenschr 66: 655-661
55. Roberts AB, Baker JR (1986) Serum fructosamine: A screening test for diabetes in pregnancy. Am J Obstet Gynecol 154: 1027-1030
56. Robertson EA, Zweig MH (1981) Use of receiver operating characteristic curves to evaluate the clinical performance of analytical systems. Clin Chem 27: 1569-1574
57. Rümke CL (1970) Über die Gefahr falscher Schlußfolgerungen aus Krankenblattdaten (Berkson's Fallacy) Methods Inf Med 9: 249-254
58. Schäfer H (1989) Inferenzstatistische Verfahren zur Konstruktion von Schwellenwerten bei quantitativen diagnostischen Tests. Habilitationsschrift, Universität Heidelberg
58a. Schmidt WM (1976) Health and welfare of colonial American children. Am J Dis Child 130: 694-701
59. Schwerk WB, Wichtrup B, Maroske D, Rüschoff J (1988) Sonographie bei akuter Appendizitis. Dtsch Med Wochenschr 113: 493-499
60. Searle SR (1971) Linear models. Wiley & Sons, New York
61. Silber A, Horwitz RI (1986) Detection bias and relation of benign breast disease to breast cancer. Lancet I: 638-640
62. Sox HC, Liang MH (1986) The erythrocyte sedimentation rate. Ann Intern Med 104: 515-523
63. Sweets JA (1964) Signal detection and recognition by human observers. Contemporary readings. Wiley & Sons, New York
64. Tillil H, Richter K, Köbberling J (1989) The combination of two conditionally dependent diagnostic tests. 10th Inter. Congr. on „Clinical Biostatistics", Maastricht, 1989, Abstract vol 103
65. Vecchio TJ (1966) Predictive value of a single diagnostic test in unselected populations. N Engl J Med 274: 1171-1173
66. Ward CD (1986) The differential positive rate, a derivative of receiver operating characteristic curves usefull in comparing tests and determining decision levels. Clin Chem 32: 1428-1429
67. Weinstein MC, Fineberg HV (1980) Clinical decision analysis. Saunders, Philadelphia
68. Windeler J, Richter K, Köbberling J (1988) Die Beschreibung und Prüfung diagnostischer Maßnahmen in deutsch-sprachigen klinischen Zeitschriften. Schweiz Med Wochenschr 118: 1437-1441
69. Windeler J, Trampisch HJ, Köbberling J (1988) Grundlagen der Planung von Diagnosestudien. Dtsch Med Wochenschr 113: 232-236
70. Yerushalmy J (1947) Statistical problems in assessing methods of medical diagnosis, with special reference to X-ray techniques. Public Health Rep 62: 1432-1449
71. Youden WJ (1950) Index rating for diagnostic tests. Cancer 3: 32-35

Printed by Libri Plureos GmbH in Hamburg, Ge